臨床家のための
口腔粘膜疾患
Check Point

神部 芳則
出光 俊郎
槻木 恵一
編著

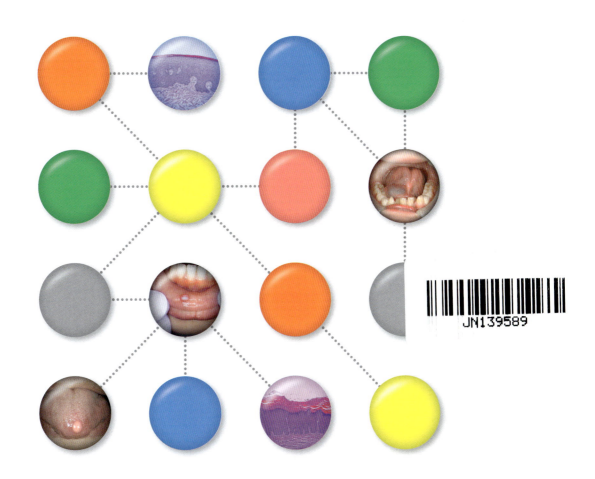

医歯薬出版株式会社

This book was originally published in Japanese
under the title of:

RINSHOKA NO TAME NO KOUKUNENMAKUSHIKKAN CHEKKU POINTO
(Check Point of Oral Mucosal Disease for General Practitioner)

Editors:
JINBU, Yoshinori, et al.
JINBU, Yoshinori
 Professor, Jichi Medical University

© 2016 1st ed.

ISHIYAKU PUBLISHERS, INC.
 7-10, Honkomagome 1 chome, Bunkyo-ku,
 Tokyo 113-8612, Japan

はじめに

　本書は2014年7月から2015年12月の1年6カ月間にわたり歯界展望に連載されたものに一部修正，追加し，書籍化したものです．主に開業医の先生を対象に，口腔粘膜疾患の病態写真をできるだけ多く示しながら解説を加えることがこの連載の目的でした．当初は10回程度の連載の予定でしたが，連載を開始してしばらくして編集部から大変好評であるとの連絡をいただき，最終的に18回の連載となりました．はじめは私と神奈川歯科大学の槻木恵一教授と2人で企画したものですが，途中から自治医科大学附属さいたま医療センターの出光俊郎教授にも加わっていただき，より広い視野に立脚した連載を進めることができました．

　さて，口腔粘膜には口腔に限局した病変から全身疾患の部分症，あるいは初発症状など，さまざまな病変が生じます．なかには早期に対応しなければならない病変も含まれています．たとえば，上皮の異型を伴う病変は口腔癌の初期病変としてきわめて重要であり，血液疾患に関連したものなどでは対応が遅れると生命にかかわる場合があります．

　このような口腔粘膜疾患を主訴とした患者さんは，歯科（歯科口腔外科）のほかに，皮膚科，耳鼻咽喉科，内科，子どもの場合は小児科など，さまざまな診療科を受診することもありますが，口腔の専門家である歯科医師は，口腔粘膜疾患を的確に診断し，また助言しなければなりません．

　本書では，口腔粘膜疾患の基本的事項について解説を加えた後に，口腔を5部位に分けて，それぞれの部位に高頻度にみられる疾患名，すなわち日々の臨床で遭遇する機会の多い口腔粘膜疾患（悪性腫瘍，良性腫瘍，囊胞を含む）について，実際の症例を供覧しました．そして，専門の医療機関での検査が必要な疾患か否かについても解説を加えました．さらに後半では全身疾患と関連した口腔粘膜疾患について総説的に解説しました．

　口腔粘膜疾患の診断には"見た目の図柄"がきわめて重要であり，診断に際してはまず似たような所見を示す疾患を探すことが大切です．そのためできるだけ多くの写真を掲載しました．そして最後に口腔粘膜疾患を有する患者さんに対する口腔ケアの実際について追加しました．

　本書をより多くの先生方の日ごろの臨床に役立てていただければ幸いです．

自治医科大学 歯科口腔外科学講座
神部芳則

Contents 目次

第I章 口腔粘膜疾患を理解するための基本事項

Check Point 1 口腔粘膜疾患の臨床 …………………………… 神部芳則 ● 8

新しい用語　口腔粘膜が知らせる全身性疾患
　〜オラドローム（oradrome）について〜 ……………………… 出光俊郎 ● 15

Check Point 2 口腔粘膜疾患の病理 …………………………… 窪田展久 ● 16

第II章 口腔の部位別にみた粘膜疾患

Check Point 3 舌① ……………………………………………… 川嶋理恵 ● 24

Check Point 4 舌② ……………………………………………… 川嶋理恵 ● 30

Check Point 5 頰粘膜① ………………………………………… 大田原宏美 ● 37

Check Point 6 頰粘膜② ………………………………………… 大田原宏美 ● 44

Check Point 7 歯肉① …………………………………………… 山下雅子 ● 50

Check Point 8 歯肉② …………………………………………… 山下雅子 ● 57

Check Point 9 口蓋粘膜 ………………………………………… 佐瀬美和子 ● 63

Check Point 10 口唇 ……………………………………………… 佐竹通子 ● 70

Check Point 11 小児 ……………………………………………… 土肥昭博 ● 79

第Ⅲ章　全身疾患に関連した口腔粘膜疾患

Check Point 12	がんおよびがん治療	山本亜紀●88
Check Point 13	血液疾患	出光俊郎●95
Check Point 14	消化器，呼吸器，内分泌代謝疾患	仙名あかね●104
Check Point 15	皮膚疾患，膠原病，全身性感染症	出光俊郎●111
Check Point 16	アレルギー	梅本尚可●125
Check Point 17	薬物	相澤惠美●136

第Ⅳ章　口腔粘膜疾患の患者に対する口腔ケア

| Check Point 18 | 口腔粘膜疾患に対する口腔ケア | 大塚　好●142 |

第Ⅴ章　まとめ

口腔粘膜疾患に対する基本的治療の再確認 ………………… 神部芳則●148
皮膚科から歯科への要望とアドバイス ……………………… 出光俊郎●152
口腔粘膜に生じる病変を理解するには ……………………… 槻木恵一●155

索引 …………………………………………………………………… 157

【編著者】

神部芳則	自治医科大学歯科口腔外科学講座 教授
出光俊郎	自治医科大学附属さいたま医療センター皮膚科 教授
槻木恵一	神奈川歯科大学大学院歯学研究科口腔科学講座 教授

【執筆者】（執筆順）

窪田展久	神奈川歯科大学大学院歯学研究科口腔科学講座
川嶋理恵	自治医科大学歯科口腔外科学講座
大田原宏美	自治医科大学歯科口腔外科学講座
山下雅子	自治医科大学歯科口腔外科学講座
佐瀬美和子	自治医科大学歯科口腔外科学講座
佐竹通子	自治医科大学歯科口腔外科学講座
土肥昭博	自治医科大学歯科口腔外科学講座
山本亜紀	自治医科大学歯科口腔外科学講座
仙名あかね	自治医科大学歯科口腔外科学講座
梅本尚可	自治医科大学附属さいたま医療センター皮膚科
相澤恵美	自治医科大学歯科口腔外科学講座
大塚　好	自治医科大学附属さいたま医療センター歯科口腔外科

第 I 章

口腔粘膜疾患を理解するための基本事項

口腔粘膜疾患の臨床

はじめに

　本章では，口腔粘膜疾患を理解するうえでの基本的事項について解説する．口腔粘膜の組織学的，分子生物学的特徴について，次いで粘膜疾患の臨床型の基本像について簡単に説明する．

　特に臨床型を表す用語は，カルテ記載や紹介状を作成する際に正確に記述するためにも重要である．口腔粘膜疾患の基本的病態とその主な疾患名をまとめた．さらに，全身疾患に関連した口腔粘膜疾患についても内科学の分野ごとに分類した．

口腔粘膜の特徴

　口腔は体表面を覆う皮膚に連続した粘膜よって裏装されており，上皮は皮膚と同様に重層扁平上皮から構成されている．その下には結合組織からなる粘膜下固有層があり，口腔粘膜では歯肉や硬口蓋など一部を除き，小唾液腺が広く分布している．

　口腔粘膜は舌背を除くと一見してあまり特徴がないようにみえるが，たとえば角化の程度や，上皮層の厚さなど部位によって性状に大きな違いがある．小唾液腺は口腔粘膜に広く分布しているが，小唾液腺の貯留嚢胞である粘液嚢胞は，機械的刺激を受けやすい下唇や，子どもでは舌尖部に好発する．このように，解剖学的な要因によって好発部位に違いが生じることがある．

　さらに分子レベルでみると，上皮細胞に特徴的なタンパクであるケラチンは，部位によって発現する分子種に違いがある．たとえば，ケラチン（K4, K13）の遺伝子の異常が知られている白色海綿状母斑は頬粘膜〜下唇粘膜に生じ，皮膚には生じない．これはケラチンK4，K13の分布がこの領域に限局しており，その分布に一致して病変が生じる例である．

　また，尋常性天疱瘡は上皮細胞間の接着に最も重要な接着装置であるデスモゾームの構成タンパクであるデスモグレインに対する自己抗体によって生じる．デスモグレイン3は口腔粘膜，デスモグレイン1は皮膚の上皮細胞間の接着に重要である．そのため，デスモグレイン3にのみ自己抗体が生じると口腔粘膜にびらんを生じる粘膜優位型になり，デスモグレイン1,3の両方に自己抗体が生じると，口腔粘膜と皮膚にもびらん，水疱を生じる粘膜皮膚型になる．一方，デスモグレイン1に対してのみ自己抗体が生じ

ると，皮膚にのみびらんを生じる落葉状天疱瘡となり，口腔粘膜には異常はみられない．
　機能的には，咀嚼粘膜（歯肉，硬口蓋），裏装粘膜（口唇，頰粘膜，舌下面，口腔底，軟口蓋，歯槽粘膜），特殊粘膜（舌背）に分類されているが，機能に応じて角化の程度や表面構造に違いがみられる．白板症のようにあらゆる部位に生じる疾患もあるが，解剖学的理由，あるいは分子生物学的理由により好発部位が生じることもある．

口腔粘膜疾患の基本形態

　粘膜疾患の臨床的な病態を表現する基本的な用語を示す．カルテの記載や紹介状を書く際には，だれがみても症状を把握できるように正確な表現，記述が必要であり，できれば病態写真を添付することが望ましい．

斑
　限局性に色調が変化したもので，隆起することなく大きさや形はさまざまであり，紅斑，紫斑，色素斑等がある．

丘疹
　小さな限局性の隆起性病変をいう．大きさは直径5mmまでで，半球状ないし円錐形の隆起で，灰白色を呈している．

結節
　丘疹と同じ隆起性病変で，丘疹よりは大きく直径5～20mmくらいのものをいう．また，粘膜面に隆起しないで結合組織内にできる限局性の病変にも用いることがある．

腫瘤
　結節と同じ隆起性病変に用いられ，結節より大きく表面凹凸があり，増殖傾向のあるものをいう．

小水疱
　大きさが直径2～5mmの小さな半球状の隆起性の病変であり，貯留している液体が水疱膜を通して認められる．

水疱
　小水疱と同じ病変で，通常直径が5mm以上のものをいう．

膿疱
　小水疱や水疱と同じ性質のものであるが，内容液が膿性のものをいう．

潰瘍
　粘膜における実質欠損で，欠損は上皮のみでなく上皮下の結合組織にまで及ぶものをいう．通常潰瘍面は偽膜や壊死物質に覆われている．

びらん
　粘膜の浅い欠損で，欠損が上皮内にとどまるものをいう．しかしながら，臨床的には潰瘍とびらんを区別するのが困難な場合が多い．

萎縮
　上皮の菲薄化により，鮮紅色を呈し，軽度に陥凹している状態をいう．

Check Point 1

口腔粘膜疾患

1) 萎縮性病変

　口腔粘膜が萎縮すると上皮層が薄くなり，全体として発赤をおびてくる．この変化が最も顕著にみられるのは，舌背における舌乳頭の萎縮と口角の亀裂である．

萎縮を主症状とする主な疾患

① ビタミン欠乏症
② 口腔乾燥症
③ シェーグレン症候群
④ 紅斑性，萎縮性カンジダ症
⑤ 鉄欠乏性貧血（プランマー・ビンソン症候群）
⑥ ビタミン B_{12} 欠乏症（ハンター舌炎，メーラー・ハンター舌炎）
⑦ 口腔扁平苔癬

2) 色素沈着

　口腔粘膜の色素沈着の原因には内因性と外因性があり，内因性のほとんどはメラニンで，その他にビリルビン，ヘモジデリンの沈着がある．外因性では歯科用金属が多く，色素産生菌の増殖によるものや，薬物，食品によるものがある．

色素斑を主症状とする主な疾患

① メラニン色素沈着
② 色素性母斑
③ 歯科用金属の沈着症
④ 悪性黒色腫
⑤ 黒色表皮腫
⑥ ポイツ・ジェガーズ症候群
⑦ アルブライト症候群
⑧ アジソン病
⑨ フォン・レックリングハウゼン病

3) 角化性病変

　上皮の角化亢進によるものであり，臨床的には白色病変として捉えられる．このなかには上皮の異型を伴うものや，いわゆる potentially malignant disorder of the oral mucosa に分類されている白板症や口腔扁平苔癬も含まれており，このような疾患では病理検査が必須となる．

白斑を主症状とする主な疾患

① 白板症
② 口腔扁平苔癬
③ 口腔癌
④ ニコチン性角化症
⑤ 白色海綿状母斑
⑥ 乳頭腫
⑦ 慢性肥厚性カンジダ症
⑧ 慢性外傷性上皮肥厚

4）水疱性疾患

　水疱を形成する疾患は，多発性の小水疱を特徴とするウイルス感染症と，大きな水疱を形成する皮膚の水疱症（自己免疫性水疱症）に大別される．口腔粘膜では，これらの水疱は直ちに破れてびらん，潰瘍を形成し，水疱をみることはかなりまれである．

水疱を形成する主な口腔粘膜疾患

① ウイルス性口内炎（ヘルペス性歯肉口内炎，口唇ヘルペス，帯状疱疹，ヘルパンギーナ，手足口病，麻疹）
② 自己免疫性水疱症（尋常性天疱瘡，水疱性類天疱瘡，粘膜類天疱瘡）
③ 火傷，アレルギー性口内炎

びらんを生じる主な疾患

① ウイルス性口内炎
② 急性偽膜性カンジダ症
③ 口腔扁平苔癬
④ 自己免疫性水疱症
⑤ 外傷
⑥ 火傷
⑦ 薬物性口腔粘膜炎
⑧ 放射線性口腔粘膜炎
⑨ 多形滲出性紅斑
⑩ SLEなどの膠原病

潰瘍を生じる主な疾患

① 褥瘡性（外傷性）潰瘍
② 口腔癌
③ アフタ
④ リンパ腫や白血病などの血液系腫瘍
⑤ 口腔結核
⑥ 梅毒
⑦ 薬物性組織壊死
⑧ 放射線性組織壊死

5）紅斑性疾患

　口腔粘膜の発赤，紅斑は粘膜の表層，比較的広い範囲での炎症状態を示すが，なかには紅板症のように病理組織学的に上皮内癌，早期浸潤癌も含まれる．

発赤または紅斑を主症状とする主な疾患

① ウイルス性口内炎
② 紅斑性カンジダ症
③ 口腔扁平苔癬
④ 薬物性口腔粘膜炎
⑤ 紅板症
⑥ 多形滲出性紅斑

6）アフタ，アフタ性口内炎

　アフタの原因の詳細は不明であるが，単純に口腔内に再発を繰り返すものから，ベーチェット病やクローン病，潰瘍性大腸炎など全身疾患に関連して生じる場合がある．

アフタを主症状とする主な疾患

① 再発性アフタ
② ベーチェット病
③ ウイルス性口内炎
④ 薬物性口腔粘膜炎
⑤ SLE
⑥ クローン病，潰瘍性大腸炎，グルテン過敏症
⑦ スウィート病
⑧ 褥瘡性潰瘍

全身疾患に関連した口腔粘膜症状

自己免疫性水疱症の一つである尋常性天疱瘡では，口腔症状が主体となる．SLEやウェゲナー肉芽腫症などの膠原病でも，しばしば口腔症状を伴う（**表1**）．白血病に伴う歯肉腫脹や潰瘍形成，鉄欠乏性貧血に伴う舌乳頭の萎縮などの血液疾患に関連した病変も，口腔に生じる．内臓悪性腫瘍の口腔粘膜や顎骨への転移や腫瘍随伴性天疱瘡などでは全身の精査が必要となる．

また，全身疾患に伴う二次的な病変があり，主に真菌やウイルスの感染症である（**表2**）．舌には舌背に特異的な病変もみられる（**表3**）．紫斑や出血斑は臨床的に診断しやすい病変であるが，血液疾患を基礎として生じることもあり，診断には特に注意が必要である（**表4**）．

その他に，内臓悪性腫瘍に関連した病変に加え，内科的疾患に関連した口腔病変も多く存在するため，全身状態に対する配慮も重要となる（**表5〜11**）．

表1 全身性疾患の部分症としての口腔粘膜症状

疾患名	口腔症状
尋常性天疱瘡	びらん，水疱
SLE	潰瘍，紅斑
ウェゲナー肉芽腫症	潰瘍，紫斑，苺状歯肉
白血病	歯肉腫脹，潰瘍
鉄欠乏性貧血	舌乳頭の萎縮
結核	潰瘍

（神部，2011[1]）

表2 全身性疾患に伴う二次的な口腔粘膜症状

疾患名	口腔症状
糖尿病	カンジダ症
重症筋無力症	カンジダ症
白血病	帯状疱疹，単純疱疹
低タンパク血症	膵癌
HIV	カンジダ症，帯状疱疹，潰瘍，毛状白板症

（神部，2011[1]）

表3 舌の症状と全身性疾患

症状	全身性疾患
舌乳頭萎縮	鉄欠乏性貧血，巨赤芽球性貧血，ペラグラ，ビタミンB_{12}欠乏，シェーグレン症候群，糖尿病，風疹
溝状舌	メルカーソン・ローゼンタール症候群，ダウン症候群，尋常性乾癬
地図状舌	尋常性乾癬，膿疱性乾癬，ライター病
毛舌	慢性胃腸障害，腎障害，糖尿病
苺舌	溶連菌感染症（猩紅熱）

（神部，2011[1]）

表4 口腔粘膜に紫斑あるいは出血斑を生じる疾患

病態		疾患名	口腔症状
血小板の異常	・数の異常	本態性血小板減少	点状～斑状紫斑
		症候性血小板減少	
	・機能異常	血小板無力症	血腫
血液凝固異常		血友病A・B	血腫
		フィブリノーゲン欠乏症	
血管炎		アナフィラクトイド紫斑	点状出血
		ウェゲナー肉芽腫症	紫斑
血管の異常		オスラー病，壊血病，尿毒症	点状～斑状紫斑

(神部，2011[1])

表5 内臓悪性腫瘍と口腔粘膜症状・1

1. 内臓悪性腫瘍の口腔粘膜への転移性病変
   口腔症状：エプーリス状の有茎性腫瘤
2. 口腔粘膜に生じる血液・リンパ系悪性腫瘍
   口腔症状：・歯肉の腫脹と出血，潰瘍を伴った硬結，紫斑など………… 白血病
   ・深い潰瘍を伴った腫瘤…………………………………… 悪性リンパ腫

(神部，2011[1])

表6 内臓悪性腫瘍と口腔粘膜症状・2

口腔症状	皮膚科的疾患名	原疾患
褐色の乳頭状増殖	黒色表皮腫（黒色表皮肥厚症）	胃癌，肺癌など
粘膜の浮腫・紫斑	皮膚筋炎	胃癌，乳癌，肺癌など
びらん，潰瘍	水疱性類天疱瘡	膵癌，乳癌，肺癌など
びらん，潰瘍	腫瘍随伴性天疱瘡	悪性リンパ腫
舌乳頭，粘膜の萎縮，色素斑	紅皮症	白血病，内臓固形癌
巨舌	アミロイドーシス	白血病，多発性骨髄腫
アフタ	スウィート病	骨髄異形成症候群
紫斑	紫斑病	白血病

その他にカンジダ症，帯状疱疹，単純疱疹など

(神部，2011[1])

表7 膠原病と口腔粘膜症状

疾患名	口腔症状
〈自己免疫性リウマチ疾患〉	
全身性エリテマトーデス	毛細血管拡張，点状紫斑，潰瘍，紅斑
円盤状エリテマトーデス	紅斑，びらん，白色角化性変化
強皮症	舌小帯の肥厚，短縮
皮膚筋炎	浮腫，紫斑
シェーグレン症候群	舌乳頭の萎縮，口腔内乾燥
〈血管炎〉	
アナフィラクトイド紫斑	びらん，浮腫，潰瘍，口蓋の点状紫斑
ウェゲナー肉芽腫症	潰瘍，紫斑，苺状歯肉
側頭動脈炎（巨細胞性動脈炎）	舌の潰瘍

(神部，2011[1])

Check Point 1

表 8 消化器疾患と口腔粘膜症状

疾患名	病態	口腔症状
ポイツ・ジェガーズ症候群	遺伝性疾患（常染色優性）	口腔・粘膜の色素斑
肝炎, 肝硬変	ウイルス感染	扁平苔癬, 舌炎, クモ状血管腫
肝機能異常	アルコール障害	巨舌
潰瘍性大腸炎	不明	再発性アフタ, 潰瘍, カンジダ症
クローン病	不明	再発性アフタ, 潰瘍, 腫瘤, 肉芽腫性口唇炎, 口角炎, 歯肉炎
セリアック病（グルテン性腸症）	グルテン過敏	再発性アフタ, 潰瘍, カンジダ症
腸性肢端皮膚炎	亜鉛欠乏	口唇周囲の水疱, 膿疱, びらん
ペラグラ	ニコチン酸欠乏	粘膜の萎縮, 発赤, 口角炎
ヘモクロマトーシス	鉄代謝異常	小唾液腺に一致した色素斑

（神部, 2011[1]）

表 9 内分泌代謝疾患と口腔粘膜症状

疾患名	病態	口腔症状
糖尿病	糖代謝異常	口腔乾燥, 舌乳頭萎縮, 口角炎, カンジダ症
粘膜水腫	甲状腺機能低下	口唇の腫大, 巨舌
クッシング症候群	血中コルチゾール過剰	カンジダ症
アジソン病	副腎皮質機能低下	口唇, 頰粘膜, 舌の色素斑
壊死性遊走性紅斑	膵分泌細胞腫瘍（グルカゴノーマ）	口唇炎, 口角炎, 舌炎

（神部, 2011[1]）

表 10 呼吸器疾患と口腔粘膜症状

疾患名	口腔症状
呼吸不全	チアノーゼ
右心不全	浮腫
サルコイドーシス	腫瘤, 結節
結核	潰瘍
肺癌	黒色表皮腫, 転移性病変

（神部, 2011[1]）

表 11 腎臓疾患と口腔粘膜症状

疾患名	病態	皮膚症状
ネフローゼ症候群	ヘルペス性口内炎	下腿, 足背, 外陰部の浮腫 爪半月と平行し横走する白色帯 爪自体の褐色色素沈着
腎不全・透析	口内炎, 潰瘍, 口腔乾燥	色素沈着, 黄色変化, 紫斑, 乾燥性皮膚, 石灰沈着症など

（神部, 2011[1]）

文 献

1) 神部芳則, 出光俊郎. 日常臨床に役立つ全身疾患関連の口腔粘膜病変アトラス. 医療文化社, 2011.
2) Jinbu Y, Demitsu T. Oral ulcerations due to drug medications. *Japanese Dental Science Review*. 2014；**50**：40-46.
3) 槻木恵一, 神部芳則編. がん患者さんの口腔ケアをはじめましょう. 学建書院, 2013.
4) 天笠光雄, 草間幹夫, 川辺良一編. 開業医が診る口腔粘膜疾患. デンタルダイヤモンド社, 2010.
5) 出光俊郎編. 内科で出会う見た目で探す皮膚疾患アトラス. 羊土社, 2012.

新しい用語 口腔粘膜が知らせる全身性疾患
～オラドローム（oradrome）について～

　口腔粘膜症状から潜在する内科疾患を発見したり，内科で原因精査中の患者の口腔症状が診断の手がかりになる場合がある．皮膚科では内臓疾患のサインになりうる皮膚症状を，デルマドローム（Dermatology/Syndromeの造語）として注目されている．悪性腫瘍に伴う皮膚筋炎や，糖尿病に伴う汎発性環状肉芽腫などがそれであり，皮膚は内臓の鏡といわれるゆえんである．

　私たちは，口腔内科領域において，全身性疾患の診断の契機になるような口腔粘膜症状をオラドローム（Oral Medicine/Syndrome）とすることを提唱している．口腔内科や皮膚科をはじめ，より多くの医療関係者に知っていただきたいと思っている．

　オラドロームは，状況によりいくつかのパターンに分けられる
1）口腔症状から内科疾患が発見される場合（例：異常出血で後天性血友病がみつかる）
2）内科で精査中に口腔症状から診断に至る場合（例：心不全の精査中，口腔内紫斑からアミロイドが同定される）
3）皮膚と口腔から内臓疾患が診断される場合（例：皮膚と口腔のびらんから，腫瘍随伴性天疱瘡と悪性リンパ腫がみつかる）

　口腔粘膜症状には，まだまだ注目されていないオラドロームがあると考えられる．口腔から全身疾患や全身状態を把握するにおいては，ときに神がかりのようなまぐれもあるが，丹念にみていくことによっていろいろな疾患の発見や内科疾患の病勢を知る手がかりを知り得るであろう．

　ひとりひとりの口腔内科医の努力により，今後もあっと驚くような，新しいオラドロームが登場してくると期待される．オラドロームはまさに私たち口腔内科の夢，オラドリームともいえるのである．

（出光俊郎）

口腔粘膜症状と全身性疾患

口唇・口腔粘膜症状	関連する全身性疾患
舌炎・口角炎	貧血，栄養障害，ペラグラ，ビタミン・アミノ酸・亜鉛欠乏症
口腔アフタ	ベーチェット病，スィート病，潰瘍性大腸炎・クローン病（炎症性腸疾患）
口腔扁平苔癬	慢性C型肝炎
口腔カンジダ症	エイズ，免疫不全状態
舌対称性脂肪腫症	アルコール性肝炎，肝硬変
結節・潰瘍	白血病，転移性癌，アミロイドーシス（多発性骨髄腫），梅毒
歯肉増殖	シクロスポリン，降圧薬内服，白血病浸潤，クローン病
肉芽腫	ウェゲナー肉芽腫（strawberry gingiva），クローン病，サルコイドーシス
紫斑・血腫・異常出血	血小板減少性紫斑病，血友病，白血病，アミロイドーシス
口腔潰瘍	ウイルス感染症，全身性エリテマトーデス，薬剤性潰瘍（MTX）など
水疱・びらん・潰瘍	粘膜類天疱瘡（内臓癌），腫瘍随伴性天疱瘡（悪性リンパ腫）
乾燥舌・平滑舌	脱水状態，シェーグレン症候群
毛細血管拡張	オスラー病，CRST症候群
びまん性色素沈着	アジソン病，ヘモクロマトーシス
多発性色素斑	ポイツ-イェガース症候群（消化管ポリープ）
コプリック斑	麻疹
フォルシュハイマー斑	風疹
イチゴ舌	溶連菌感染症
口腔毛状白斑症	エイズ
毛舌（黒毛舌）	菌交代現象
舌小帯硬化・短縮	全身性硬化症
口唇腫脹	サルコイドーシス，クローン病（肉芽腫性口唇炎），遺伝性血管性浮腫

Check Point 2

口腔粘膜疾患の病理

はじめに

　Check Point 1で述べられたように，口腔粘膜には局所性および全身性病変に付随したさまざまな病変が生じる．

　これらの病的変化は，肉眼的には色調の変化（白色，紅色，青紫色，黒色など）や粘膜の質感の変化（粗造感，びらん・潰瘍など）あるいは粘膜の隆起や陥凹などであり，本人の自覚や歯科医師あるいは耳鼻咽喉科医によって発見されることが多い．

　近年の口腔がん検診への関心の高まりから，GPの歯科医師もこれまでより粘膜疾患に興味をもたれている方も多いと思われる．臨床診断の後，必要であれば病理組織学的診断を依頼し，最終的には紹介先の口腔外科医が治療にあたるとしても，その経過や結果を理解することは，今後より重要になっていくと考えられる．

　はじめに口腔病理医の立場から口腔粘膜の基本構造を概説した後，代表的な口腔粘膜疾患の病理所見，特に病理診断報告書の理解に役立つ用語を使った解説を行い，口腔がん検診に役立つ細胞診の手技についても触れる．

口腔粘膜の構造（図1）

　口腔粘膜は表層から，重層扁平上皮，粘膜固有層，粘膜下組織で構成されている．

　最表層の重層扁平上皮には，角化重層扁平上皮と非角化重層扁平上皮の2種類がある．通常，角化重層扁平上皮は歯肉と口蓋にみられ，咀嚼粘膜と呼ばれている．舌背の粘膜も角化はしているが舌乳頭を有し，特殊粘膜と呼ばれている．

　非角化重層扁平上皮のみられるのは頬粘膜や口唇粘膜などで，被覆粘膜と呼ばれる．角化上皮は通常肉眼的に白色を呈するが，咀嚼粘膜の角化層は正常な状態ではそれほど厚くないので，口腔粘膜は舌背を除き全体的に赤みを帯びている．

　粘膜固有層は密な結合組織からなり，豊富な血管が存在する．口腔粘膜が赤くみえる理由は上皮を通してこの血管の血液がみえるからである．粘膜下組織は疎な結合組織からなり，小唾液腺や脂肪などがみられる．

　一般に消化管粘膜では，粘膜固有層と粘膜下組織の間に薄い平滑筋層が介在し，粘膜筋板と呼ばれているが，口腔粘膜では粘膜筋板は存在せず，これは重要な組織学的特徴の一つである．また，このことは口腔粘膜のびらん（粘膜固有層までの被覆上皮の欠損）

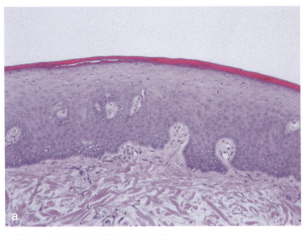
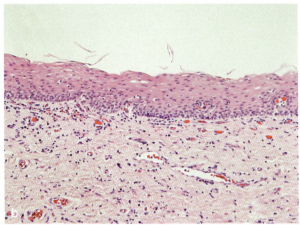

図1 口腔粘膜の重層扁平上皮
　a：角化重層扁平上皮．表層に正角化がみられる
　b：非角化重層扁平上皮．表層に角化を認めず細胞が脱落する

と潰瘍（粘膜筋板を超える被覆上皮の欠損）の差を曖昧にしたり，口腔領域に平滑筋腫の発生がほとんどない理由にもなっている．

口腔粘膜上皮（重層扁平上皮）の病的変化

1）角化異常

　前述のように，生理的状態でも角化のみられる粘膜上皮はあるが，上皮表層に過剰な角化亢進がある場合を過角化症という．また，角化には正角化（脱核した角化）と錯角化（角化細胞に核が残存している）があり，錯角化のみられる代表的病変が口腔扁平苔癬である．

　上皮表層以外，たとえば棘細胞層内に角化細胞がみられることがある．これを異角化症といい上皮性異形成や癌化の指標になる重要な所見となる．

2）潰瘍とびらん

　前述のように，潰瘍とびらんは組織の欠損が粘膜筋板を超えるか超えないかで規定されている．口腔粘膜には粘膜筋板が存在しないので，欠損が粘膜固有層までか，あるいは粘膜下組織に到るものかと言い換えることができるが，臨床的にこれをみきわめるのは困難と思われる．

　紅暈で囲まれた類円形の境界明瞭な有痛性潰瘍をアフタといい，潰瘍部には灰白色の偽膜がみられる．単発性のものの原因は明らかではないが，ベーチェット病では必発する．

Check Point 1

表1 上皮性異形成の診断基準（WHO, 2005[1]）

構造異型	細胞異型
不規則な上皮の層構造	核の大きさの多様性
基底細胞の極性の消失	核の多型性
滴状の釘脚	細胞の大きさの多様性
核分裂像の増加	細胞の多型性
表層での核分裂像	核/細胞質比の増加
単一細胞角化	核の腫大
釘脚内の角化真珠形成	異常核分裂像
	核小体の数と大きさの増加
	核の濃染性

3）水疱形成

　上皮内あるいは上皮下に漿液成分の貯留がみられることがあり，それぞれ上皮内水疱，上皮下水疱という．代表的疾患として上皮内水疱は尋常性天疱瘡，上皮下水疱は類天疱瘡がある．また，ウイルス感染による水疱は細胞内や上皮細胞間にみられ，短期間で自壊することが多い．

4）細胞異型と構造異型

　上皮性異形成や扁平上皮癌の場合には，細胞や核の形態あるいは上皮組織の構造に形態学的変化がみられる．具体的には核の腫大や，これに伴う核・細胞質比の増加，細胞分裂像の増加や滴状の釘脚形成などである（**表1**）．
　前述の異角化症も含めて，異型の程度から病理医は上皮性異形成あるいは上皮内癌と診断する．これらの変化が基底膜を超えて粘膜固有層に及ぶと，扁平上皮癌（浸潤癌）となる．

5）口腔粘膜の感染症

　細菌やウイルス感染が口腔粘膜に生じることは多く，病原体により結節や潰瘍，壊死，偽膜，水疱などを生じる．外界からの感染のほか，常在菌による日和見感染や菌交代現象によっても生じることがある．

代表的な口腔粘膜病変とその病理像

1) 白板症（図2, 3）

　1997年世界保健機関（WHO）発行の"口腔粘膜の癌および前癌の組織学的分類"において，白板症は前癌病変として位置づけられており，その定義は"口腔粘膜の白色病変で他の限定的な病変に特徴づけられないもの"とされ，その広範な病因の背景により悪性化能もさまざまであるとされていた．2005年の口腔腫瘍の分類では白板症の項目はなく，前癌病変の項のなかで白板症と紅板症について記述してあるが"多くの白板症は悪性転化することはない"と記されており，前癌病変としては組織学的分類に基づき上皮性異形成および上皮内癌のみが示されている．

　すなわち現在では白板症は臨床的診断名として用いられ，これを病理組織学的に検索した場合は，良性過角化症から上皮性異形成，上皮内癌などのさまざまな病理診断が付されることに留意する必要がある．病理組織学的に図2は良性過角化症，図3は上皮性異形成であるが，いずれも臨床診断は白板症として生検が行われた症例である．

　上皮性異形成の診断指標は表1に示したとおりで，WHOではこの変化が上皮の下層1/3までのものを軽度，2/3までのものを中等度，2/3以上に及ぶものを高度の上皮性異形成とし，全層ないしほぼ全層に変化のみられるものを上皮内癌と定義している．

　なお，紅板症については上皮性異形成であるものの頻度が高いのが通例で，癌化率も白板症よりも高い．

2) 口腔扁平苔癬（図4）

　中年女性に好発する白色病変で，肉眼的に典型的なものはレース状の白色病変としてみられるが，びらん型などいくつかの病型がある．皮膚疾患の部分症もしくは口腔単独病変として生じ，頰粘膜が好発部位であるが歯肉や舌にも生じることがある．原因とし

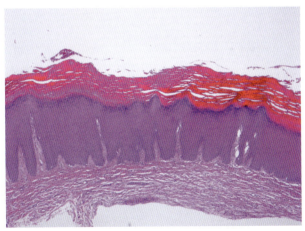

図2　良性過角化症
　　重層扁平上皮の最表層に，肥厚した角化層（正角化）がみられる

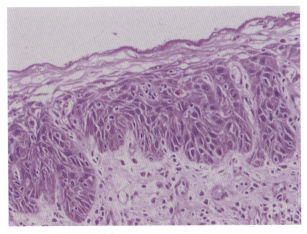

図3　上皮性異形成
　　上皮の釘脚が滴状を呈し，その中に腫大した多彩な形態の核をもつ細胞が，不規則な配列で存在している

Check Point 1

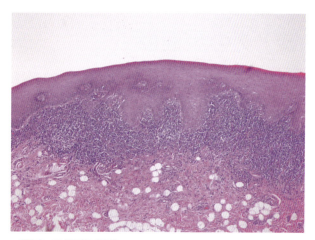

図4 口腔扁平苔癬
上皮下に帯状リンパ球浸潤がみられ，重層扁平上皮は錯角化と釘脚形成を伴っている

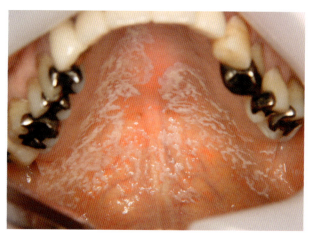

図5 口腔カンジダ症の病態写真
口蓋粘膜に剥離容易な白苔がみられる

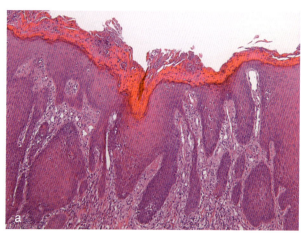

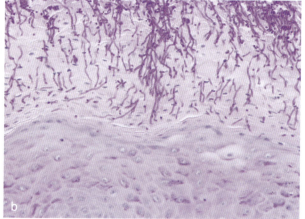

図6 正中菱形舌炎
ヘマトキシリンエオジン染色（a）で角化亢進がみられ，PAS染色（b）ではカンジダの仮性菌糸が角化層に垂直に侵入する像がみられる

ては金属アレルギー，ホルモンの異常，ストレスなどが考えられているが，確定的なことはいまだに不明である．近年ではC型肝炎との関連も示唆されている．

病理組織学的所見は上皮下に一定の幅を持った帯状リンパ球浸潤と，上皮の錯角化および鋸歯状の上皮突起形成が代表的で，ほかに基底細胞の水腫性変性や棘細胞の硝子化した変性上皮細胞も認められる．

3）口腔カンジダ症（図5，6）

口腔常在菌である *Candida albicans* による真菌感染症で，免疫力低下状態や日和見感染，菌交代現象として発症する．

臨床的には剥離容易な白苔を形成する急性偽膜性カンジダ症が最も多く，鵞口瘡とも呼ばれる．慢性化すると慢性肥厚性カンジダ症となり，さらに上皮下に進展すると肉芽腫性カンジダ症となる．

第Ⅰ章 口腔粘膜疾患を理解するための基本事項

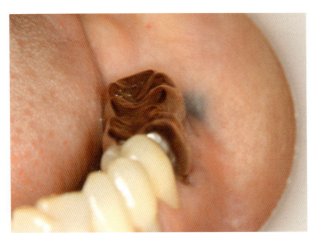

図7 下顎左側大臼歯にクラウンが装着されており，第二大臼歯近傍頬粘膜に黒色変化がみられる

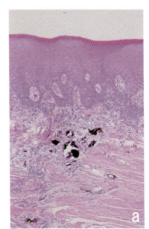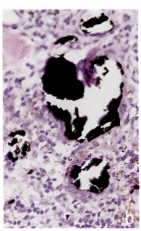

図8 いわゆるアマルガム刺青
粘膜固有層内に黒色の無構造物質がみられる．拡大像でも細胞とは認識できない

　病理組織学的所見は PAS 染色でカンジダ菌（仮性菌糸）が上皮組織へ垂直性に侵入する像が特徴的で，上皮内に好中球の進展もみられる．

4）外来性金属物質による色素沈着（図7，8）

　歯科治療に使用されるさまざまな金属物質，ことに微小な切削片が歯肉などの軟組織内に入り込むと，黒色の色素沈着症として認められることがある．かつてはアマルガムが原因で生じた例が多く，アマルガム刺青の病名があり，近年でもこの名称を慣例的に使用することもある．

　病理組織学的には細胞成分と認識できない無構造物質が，線維の走行に沿って，あるいは血管周囲性に認められる．

口腔がん検診

　近年，歯科医師会や自治体単位で口腔がん検診への取り組みがみられるようになってきた．視診や触診による一次的スクリーニングが主体のものもあるが，臨床的に異常の可能性があった場合は，病理学的検索を行う必要性も生じる．

　この際，他臓器の検診で広く用いられている細胞診を口腔がん検診にも採用すれば，より多くの情報を得ることができ，初期がんの発見に寄与すると考えられ，すでに積極的に細胞診を併用した口腔がん検診を行い成果をあげている自治体等もある．

　口腔外科治療経験の少ない一般歯科医師による細胞採取に関しては議論もあり，口腔細胞診に習熟した口腔外科医等による講習会の実施や，細胞採取器具の開発などにより標準化を図ることが必要であり，今後の検討課題となっている．しかし，検診というスタンスで考える場合，あるいは日常診療で多数の患者さんを診療している開業歯科医師が，口腔粘膜に異常を認めた際に，患者さんへの侵襲が少なく，視診等より多くの情報が得られる細胞診を行うことは非常に有意義と考える．

Check Point 1

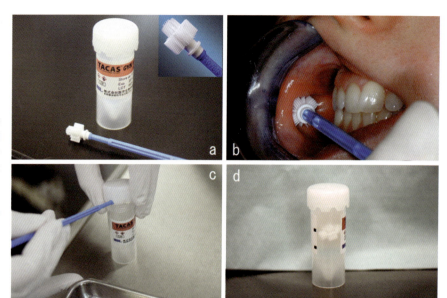

図9 液状細胞診
 a：Rovers® Orcellex® Brush（口腔細胞採取用ブラシ：Rovers Medical Devices 社，オランダ）と保存液の入った TACAS® バイアル（株式会社医学生物学研究所）
 b：頬粘膜病変の細胞を採取している．ブラシを病変部にあて 5〜10 回転させる
 c：バイアルの切れ込み部を利用して，ブラシをバイアル内に落とす
 d：バイアル内にブラシが入った状態．必要な情報を記載し，病理部門のある施設へこの状態で送付する

口腔細胞診の実際

　細胞診を行う方法としてはいくつかの種類があるが，口腔粘膜の表在性病変を考えた場合は通常，擦過細胞診が行われる．

　これは，病変部をブラシ状のもの（例：歯間ブラシ）や綿棒で擦って細胞を採取し，スライドグラスにその細胞を塗抹する方法である（塗抹法）．具体的には細胞の採取には，滅菌生食水で湿らせ固く絞った綿棒や，歯ブラシ，歯間ブラシあるいは細胞診検体採取用のブラシなどを用いる．一般の歯科医院や口腔がん検診では，歯間ブラシを用いれば問題はない．歯間ブラシで，病変に圧をかけて擦過することでエラーが少なくなる．

　また近年，液状細胞診という方法が開発されている．これは，たとえば歯間ブラシで細胞を採取した後，ブラシの部分を特殊な溶液の入った容器で洗い，細胞を液体内に採集したり，ブラシ部分ごと液体に浸漬する方法である．細胞採取と良好な標本作製の点から考えれば，塗抹法よりも液状細胞診のほうが失敗が少ないと考えられている．最近では，ブラシ部が簡単に外れて保存液内に回収できる，口腔粘膜用の細胞採取ブラシも販売されているので，これを用いた液状細胞診検体の採取方法を図9に示す．

　さまざまな細胞診の方法が開発されているが，歯科医師会などでの研修会があれば積極的に参加し，実技の修得をするのが望ましい．

文　献

1) Barnes L, et al. Pathology and genetics of head and neck tumours（WHO classification of tumours）．IARC Press, 2005.
2) 田中陽一．地域網羅的口腔がん早期発見システム（Oral Cancer Detection System Ichikawa Network：OCDSIN）構築のための戦略的研究．日歯医会誌．2010；**29**：32-36.
3) 石橋浩晃ほか．早期口腔癌に対する新たな診断法の確立　細胞診による口腔がんの早期診断．日口腔腫瘍会誌．2013；**25**(3)：54-71.

第 II 章

口腔の部位別にみた粘膜疾患

Check Point 3

舌 ①

はじめに

　舌背は口腔粘膜のなかで最も特徴的な表面構造を有しており，特殊粘膜に分類される．舌背表面は糸状乳頭と茸状乳頭に覆われており，糸状乳頭はやや白っぽく舌背全体に分布し，茸状乳頭は赤い点状構造として舌尖に多く，舌背全体に散在している．舌根部には有郭乳頭が数個Ｖ字状に分布し，さらに舌縁部には溝状の構造をもつ葉状乳頭がある．舌縁部，舌下面は平坦で，特に舌下面は上皮層が薄く，血管が透けてみえる．

　舌に生じる疾患のなかには，溝状舌，地図状舌，毛舌，平滑舌など舌に特徴的な疾患名があり，また，これらの舌の異常のなかには全身疾患に関係することがあるので，全身状態にも配慮が必要となる．

表1 舌に生じる主な粘膜病変

白板症	手足口病
線維腫	溝状舌
扁平苔癬	黒毛舌
血管腫	天疱瘡
リンパ管腫	類天疱瘡
肥厚性カンジダ症	平滑舌
萎縮性カンジダ症	再発性アフタ
神経鞘腫	正中菱形舌炎
扁平上皮癌	褥瘡性潰瘍
顆粒細胞腫	結核性舌潰瘍
上皮内癌	紅板症
舌アミロイドーシス	梅毒疹
ヘルペス性口内炎	乳頭腫
膿原性肉芽腫	粘液嚢胞
帯状疱疹	脂肪腫
地図状舌	

症例1

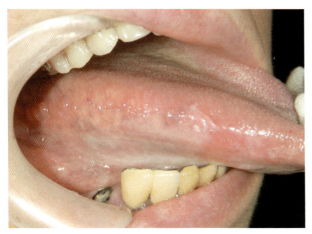
初診時口腔内写真

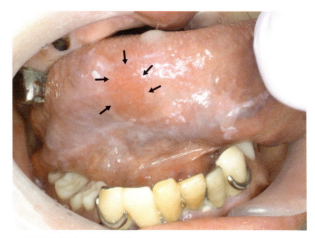
悪性転化時口腔内写真

概要と経過

患者 65歳，女性

主訴 舌の右側が白い

現病歴

　2011年4月初旬に右側舌縁の白斑を自覚した．同月下旬に近歯科を受診し，右側舌縁から舌下面にかけての白斑を指摘された．その後，同院にて約1カ月間経過観察を行ったが症状は改善せず，6月初旬に精査加療目的に当科に紹介受診となった．

既往歴 自律神経失調症

内服薬 トフィソパム，エストリオール

薬剤アレルギー 抗菌薬（薬剤名不明）内服により全身に発疹を生じた

食物アレルギー 桃で咽頭に発赤を生じた

家族歴 特記事項なし

現症

　右側舌縁から舌下面にかけて，わずかに隆起した白斑を認めた．表面は平坦であり，硬結は認めなかった．自発痛はなく軽度の接触痛を認めた．

臨床診断 舌白板症

処置および経過

　2011年6月中旬，当科で局所麻酔下に組織生検を施行した．病理組織検査の結果，白板症の診断であった．その後，増大傾向はなく当科外来にて経過観察していたが，初診から約1年後の2012年7月下旬に，右側舌縁から舌下面に認めていた白斑の一部が紅斑性に変化したため，同年8月下旬に局所麻酔下に再度組織生検を施行した．病理組織検査の結果，扁平上皮癌と診断された．CTやMRI，PET-CTによる画像精査では頸部リンパ節転移や遠隔転移は認めなかった．同年10月中旬，当科で全身麻酔下に右側舌部分切除術を施行した．現在も当科外来で経過観察中であるが，再発所見は認めず経過は良好である．

Check Point 3

解説

　白板症は「摩擦によって除去できない白斑であり，他の診断可能な疾患に分類できないもの」と定義されている．白板症は病理組織学的には過角化性病変で，しばしば異型を伴い，Potentially malignant disorder of the oral mucosa の代表的病変である．舌縁部から舌下面に生じることが多く，表面が平滑な均一型と，発赤やびらん，隆起状の病変を伴う非均一型に分けられる．小範囲のものから口腔全体にびまん性に及ぶものがあり，多彩な臨床像を示し臨床診断が困難な場合もあるため病理組織学的な検討が必要である．

　白板症の原因は喫煙や機械的刺激，刺激性食物の嗜好やビタミンA欠乏などが古くから指摘されているが，原因の特定は一般に困難である．病変の範囲の判定にはヨード染色が有用であり，病変部は不染域として表現される．歯の鋭縁などの機械的刺激が原因として疑われる場合は，その原因の除去を行う．いずれにしても組織生検は必須であり，病理組織学的に異型や悪性像の有無を評価することが大事である．また，白板症の癌化率は4〜18％と報告されており，特に舌では癌化率が高い．したがって，白板症は口腔外科専門医の下での組織生検と，長期的な経過観察が重要な病変である．

鑑別疾患

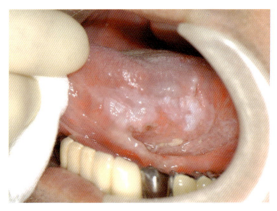

① 扁平上皮癌
　辺縁不整で表面は凹凸不整を示し，中央に穿掘性の潰瘍を認める

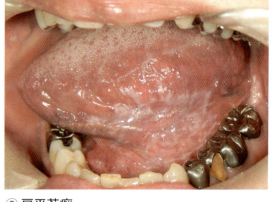

② 扁平苔癬
　表面がやや隆起したレース状の白斑

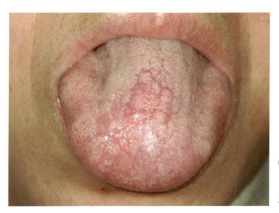

③ 慢性肥厚性カンジダ症
　舌背全体に厚みのある白斑と一部発赤を認める

症例 2

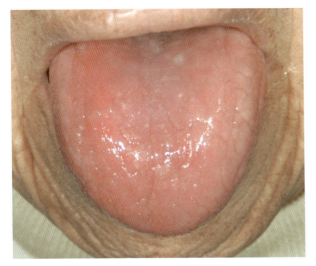
初診時口腔内写真

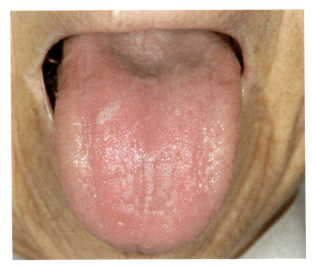
治療開始後 1 カ月. 糸状乳頭の再生を認めた

概要と経過

患者 83 歳，女性

主訴 舌全体に痛みがあり，味を感じにくい

現病歴

　2005 年頃より味覚障害を自覚したが放置していた．2011 年 8 月に近内科を受診し，10 月よりポラプレジンクの内服を開始したが症状の改善は認めなかった．同年 11 月に血液検査で赤血球，ヘモグロビンの低下など貧血を指摘された．上部消化管内視鏡検査では異常は認めなかった．その後，味覚障害に加え舌の接触痛を自覚したため，同年 11 月中旬に精査加療目的に当科へ紹介受診となった．

既往歴 高血圧，脂肪肝

内服薬 アムロジピンベシル酸塩，エナラプリルマレイン酸塩，アスピリン，ポラプレジンク，ウルソデオキシコール酸

アレルギー，家族歴 特記事項なし

現症

　舌全体の乳頭が消失して発赤を認め，舌表面は平滑であった．

血液検査所見 赤血球 $271 \times 10^4/\mu l$，ヘモグロビン 10.9g/dl，血小板 $7.3 \times 10^4/\mu l$，ビタミン B_{12} 83.6pg/ml，血清鉄 44 μg/dl

臨床診断 鉄欠乏性貧血による萎縮性舌炎，平滑舌

処置および経過

　当科初診時の血液検査では赤血球，ヘモグロビン，ビタミン B_{12}，血清鉄の低下が認められ，鉄欠乏性貧血による萎縮性舌炎，平滑舌と診断した．同日よりクエン酸第一鉄ナトリウム，メコバラミンの内服を開始した．約 2 週間後に舌乳頭が確認できるようになり味覚障害も改善，約 1 カ月後には症状は完全に消失した．

解説

　舌乳頭萎縮の原因はさまざまであり，古くから知られている鉄欠乏性貧血に伴うプランマー・ビンソン症候群，巨赤芽球性貧血（悪性貧血）に伴うハンター舌炎のほかに，口腔乾燥症や萎縮性カンジダ症などがある．鉄欠乏性貧血では舌乳頭の萎縮，舌炎のほかに，しばしば口角の亀裂や口角炎を伴う．また，全身的には倦怠感や易疲労感，めまい，食道粘膜の萎縮による嚥下障害を示す．巨赤芽球性貧血では舌表面が平滑で発赤が強く，ピリピリとした痛みを示すのが特徴である．また，全身的には食欲不振や嘔気，下痢などの消化器症状や手足のしびれ，知覚麻痺などの神経症状を示す．

　舌乳頭の萎縮や舌炎を認めた場合には，貧血のほかに，鉄やビタミンB_{12}の吸収阻害を伴う胃の手術の既往歴や消化器疾患の有無を確認することも重要で，貧血に関連した舌乳頭の萎縮の診断には血液検査が必要になる．通常鉄剤の経口投与を2～3カ月継続することで改善を認める．また，唾液の流出量や粘膜の湿潤状態などの口腔乾燥状態についての確認も必要である．著明な口腔乾燥を認める場合には，シェーグレン症候群のほか，内服している薬物によるものや糖尿病などの代謝性疾患なども原因となり得るため，既往歴や内服薬剤についての問診が非常に大切となる．萎縮性（紅斑性）カンジダ症では舌乳頭の萎縮のほか，発赤や疼痛を伴うことが多く，診断には真菌培養などの検査が必要である．カンジダが検出された場合には，抗真菌薬含有の軟膏や含嗽剤の使用を開始する．

鑑別疾患

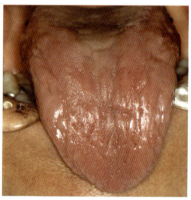

① ハンター舌炎
舌乳頭の萎縮と発赤を認める

② 口腔乾燥症
舌背部の著明な乾燥，舌乳頭の萎縮を認める

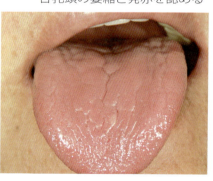

③ 萎縮性カンジダ症
舌背の舌乳頭は消失し，発赤を認める

写真供覧

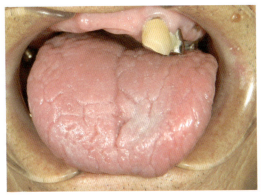

① 溝状舌
　舌乳頭は萎縮し，舌背には多数の溝が確認できる

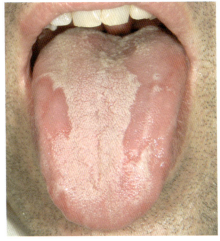

② 地図状舌
　舌乳頭の一部消失を認める

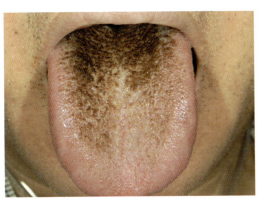

③ 黒毛舌
　舌背全体に糸状乳頭の伸長を認め，黒褐色を呈している

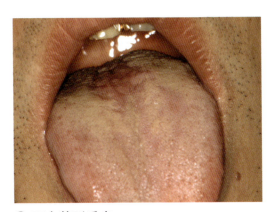

④ 正中菱形舌炎
　舌背正中に糸状乳頭が消失した菱形の紅斑性病変を認める

Check Point 4

舌 ②

症例3

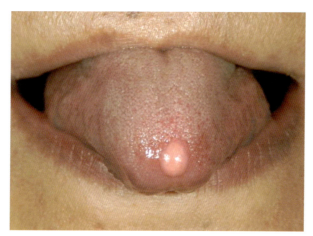

初診時口腔内写真

概要と経過

患者 49歳，女性
主訴 舌にできものがある
現病歴

　2008年頃に舌尖部中央の腫瘤を自覚したが，症状はなく放置していた．2013年7月よりやや増大傾向を示し，接触痛を認めたため近歯科を受診した．その後，精査加療目的に当科に紹介受診となった．

既往歴，アレルギー，家族歴　特記事項なし
現症

　舌尖部中央に正常粘膜色で弾性硬，表面平滑である腫瘤性病変を認めた．自発痛や圧痛，接触痛は認めなかった．

臨床診断　線維腫
処置および経過

　2013年11月，局所麻酔下に約1mmのマージンを含めて腫瘤を切除した．病理組織検査の結果，線維腫との診断であった．その後創部の治癒経過は良好で，同年12月に

当科終診とした．

解説

　非歯原性の良性腫瘍である線維腫は，舌，歯肉，頰粘膜，口唇などあらゆる部位に発生する．線維腫は線維芽細胞とコラーゲン線維の増殖からなる腫瘍であるが，口腔領域では真の腫瘍はまれであり，歯や義歯などの慢性刺激による増殖性の変化により生じることが多い．腫瘍は正常粘膜に覆われ境界は明瞭であり，大きなものは外向性に隆起する．大きくなると有茎性あるいは広基性を示すことが多く，通常痛みはない．硬さは含まれるコラーゲン線維の量によって異なる．

　治療法としては，明らかな原因と考えられる刺激がある場合には刺激の除去を行い，外科的切除が基本である．

鑑別疾患

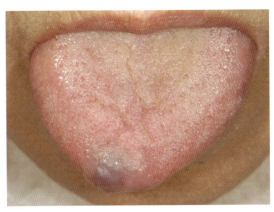

① 血管腫
舌尖部に青紫色で弾性軟の腫瘤を認める

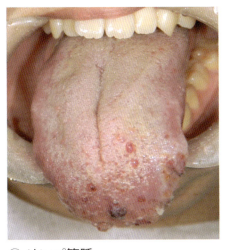

② リンパ管腫
舌前方に暗赤色や暗紫色の小胞を多数認める

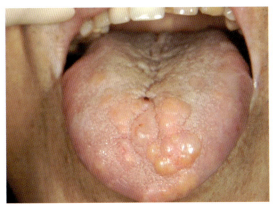

③ 舌アミロイドーシス
舌背部前方に多数の結節を認める

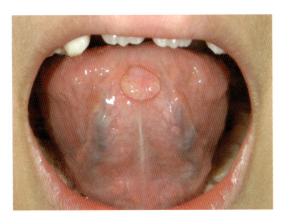

④ 粘液囊胞
舌尖部舌下面に波動を伴う腫瘤を認める

Check Point 4

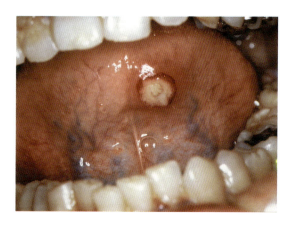

⑤ ウェゲナー肉芽腫症
　舌下面に境界明瞭で周囲発赤を伴う壊死性の白色病変を認める

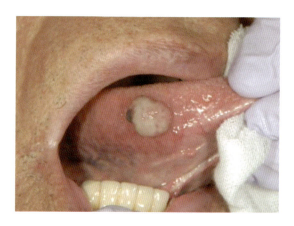

⑥ 膿原性肉芽腫
　右舌縁部に境界明瞭で表面白色の腫瘤を認める

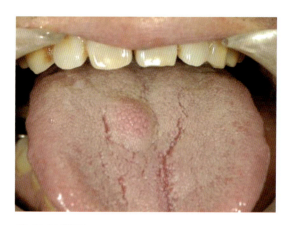

⑦ 神経鞘腫
　舌背部に境界明瞭でやや隆起した腫瘤を認める

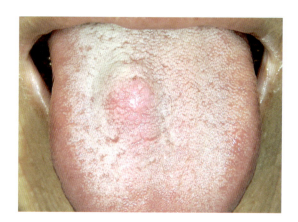

⑧ 肉芽腫
　舌背部に隆起した腫瘤を認める

症例4

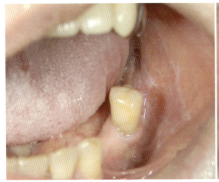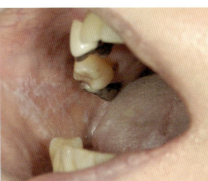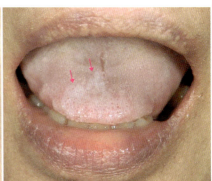

初診時口腔内写真

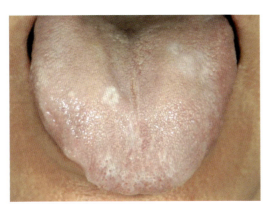

生検時口腔内写真

概要と経過

患者　55歳，女性

主訴　口の中が白くなりヒリヒリする

現病歴

　2008年11月頃より右頰粘膜の白色病変を自覚し，2009年1月頃より左側頰粘膜にも同様の白色病変があるのを自覚した．2009年7月には舌尖部の白色病変を自覚し，近歯科を受診．精査加療目的に同月に当科紹介受診となった．

既往歴　22歳 虫垂炎，55歳 C型肝炎

内服薬　なし

アレルギー，家族歴　特記事項なし

現症

　両側頰粘膜にレース状の白斑を認め，舌尖部から一部舌背部にかけてやや隆起した白色病変を認めた．自発痛はなく，接触痛を認めた．

臨床診断　両側頰粘膜，舌扁平苔癬

Check Point 4

処置および経過

　2009年8月に右側頰粘膜の組織生検を行い，扁平苔癬との診断であった．両側頰粘膜へのステロイド軟膏の塗布とアズレンスルホン酸ナトリウム水和物の含嗽薬の使用にて経過観察を行った．2009年10月に両側の頰粘膜の白斑は薄くなったが，舌尖部の白色病変は残存していた．その後の経過は良好であったが，2012年3月初旬に舌尖部の白色病変に著明な接触痛を認め，やや拡大傾向を認めたため白板症を疑い，舌の組織生検を施行した．

　病理組織学検査の結果，舌の扁平苔癬の診断であった．その後もアズレンスルホン酸ナトリウム水和物の含嗽薬とステロイド軟膏の使用にて経過観察を行い，2012年12月には両側の頰粘膜のレース状白斑は薄くなっていたが，舌尖部の白斑は残存していた．現在も当科にて経過観察中である．

解説

　扁平苔癬は皮膚，粘膜のいずれにも発症しうる慢性の炎症性角化症であり，特徴的な網状の白斑と特徴的な病理組織像を呈する．病理組織学的に上皮下に帯状のリンパ球浸潤を認め細胞性免疫の異常を疑わせる病変であるが，詳細な原因は現在でも明らかでない．

　一般的に好発部位は頰粘膜であり，レース状（網状）の白斑を呈し，周囲にはさまざまな程度の発赤やびらんを伴うことが多い．舌背や歯肉にも発症し，特に舌背では斑状の白斑として認められ，白板症や慢性カンジダ症などとの鑑別が重要となる．

　確定診断には病理組織学的検査が必要である．舌縁部や舌下面にまで病変が広がっている場合は周囲に網状の白斑を伴う．口腔扁平苔癬は難治性であり，また，悪性化の報告もあり，厳重な経過観察が必要になる．口腔扁平苔癬に類似した病変が金属アレルギーでも生じることはよく知られており，病変が口腔内の補綴物と接している場合には，金属アレルギーの可能性も疑う必要がある．

鑑別疾患

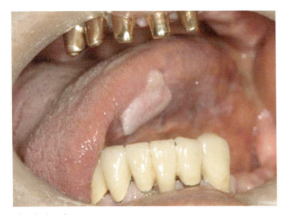

① 白板症
　左側舌縁部に比較的境界明瞭な白色病変を認める

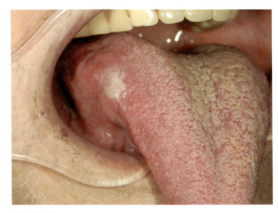

② 舌癌
　右側舌縁部に，表面粗造で一部白色を呈する腫瘤を認める

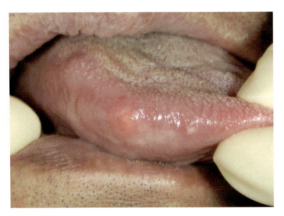

③ 脂肪腫
　右舌縁部に比較的境界明瞭で淡黄色の腫瘤を認める

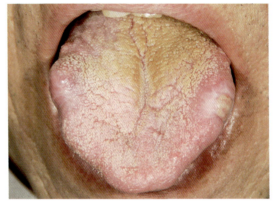

④ 対称性脂肪腫症
　両側舌縁部に比較的明瞭な腫瘤を認める

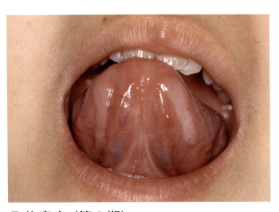

⑤ 梅毒疹（第2期）
　両側舌縁部に比較的境界明瞭な乳白斑を認める

Check Point 4

写真供覧

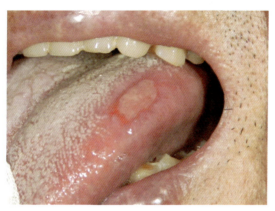

① アフタ性口内炎
　左舌縁部に境界明瞭で周囲に紅暈を伴う潰瘍を認める

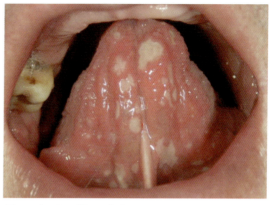

② ヘルペス性口内炎
　舌下面に多数の小水疱と発赤を認める

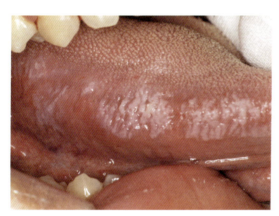

③ HIV 感染による毛状白板症
　左舌縁部に毛状の白斑を認める

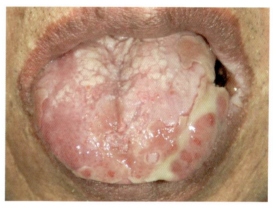

④ 腫瘍随伴性天疱瘡
　舌背から舌縁にかけてびらん，潰瘍を認める

Check Point 5

頰粘膜 ①

はじめに

　頰粘膜は表面が平坦で，しばしば咬合平面に一致して白色で線状の隆起（咬合縫線）を認めるほかに特徴の少ない部位である．上顎大臼歯部に相当する部位には小さな隆起状の耳下腺の開口部を認める．上皮の角化の程度は低く，薄いピンク色で進展性と弾力があり，他部位に比べて上皮層は厚い特徴がある．頰粘膜に生じる病変を表1に示す．

表1 頰粘膜に生じる病変

口腔扁平苔癬	類天疱瘡
白板症	粘液囊胞
線維腫	多形滲出性紅斑
口腔カンジダ症	フォーダイス斑
アフタ	色素性母斑
頰粘膜癌	ヘルペス性口内炎
紅板症	リンパ管腫
血管腫	ポイツ・ジェガーズ症候群
脂肪腫	神経線維腫（フォン・レックリングハウゼン病）
天疱瘡	

Check Point 5

症例1

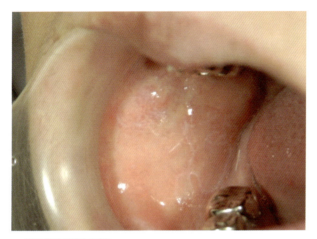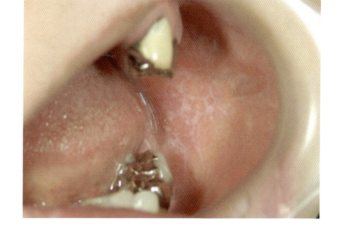

初診時口腔内写真

概要と経過

患者 54歳，女性

主訴 頬粘膜の白い模様が気になる

現病歴

2009年11月頃より，両側頬粘膜のレース様白斑を自覚していた．通院中の近歯科医院にてステロイド軟膏塗布にて経過観察となったが，病変は消失しなかった．12月に，同部の精査・加療目的に当科へ紹介受診となった．

既往歴 ミノマイシン®アレルギー

家族歴 特記事項なし

現症

両側頬粘膜に，レース様白斑と周囲粘膜の発赤，一部びらん形成があり，刺激物の接触による疼痛を訴えた．周囲に硬結は認めなかった．

臨床診断 口腔扁平苔癬

処置および経過

カンジダの感染の有無を確認するために初診時に施行した病変部と舌背の真菌培養は，陰性だった．2010年1月に頬粘膜の組織生検施行，病理組織学的に口腔扁平苔癬と診断された．

2週間のアズノール®含嗽にて症状改善なく，ステロイド（デキサルチン®）軟膏塗布と口腔清掃指導にて経過観察を行ったところ，症状は改善傾向がみられた．2カ月後には疼痛と粘膜の発赤は改善を認め，現在も薄い白斑はみられるものの悪化傾向はなく，外来での経過観察を継続している．

解説

　口腔扁平苔癬は慢性の炎症性角化症であり，病理組織学的に上皮下に帯状のリンパ球浸潤を特徴とすることから免疫の異常と考えられているが，現在でも原因，抗原などは不明である．頬粘膜が好発部位であり，典型例では両側頬粘膜に対称性あるいは多発性に生じる．白色の細かい線状を示すことが特徴で，レース状（網状）の模様を呈し，種々の程度の紅斑，びらんを伴う．

　臨床病型分類では，網状型，斑状型，丘疹型，びらん型，紅斑型，水疱型の6型に分けられる．このなかで，水疱型はほとんどみることはなく，また，丘疹型は初発症状と考えられ，この型も比較的少ない．ほとんどの症例は網状型を主体に，紅斑とびらんが混在している．斑状型では白板症との鑑別が重要となる．日本口腔内科学会，日本臨床口腔病理学会の委員からなる OLP 検討委員会では白色型，紅色型の2型分類を推奨している．

　類似した病変が金属アレルギー，薬物，慢性 GVHD，膠原病などでも生じ，この場合は苔癬様病変として区別する．金属アレルギーとの鑑別点は片側性の病変で，病変部が金属に接していることといわれているが，臨床的には判断が困難なことが多い．金属アレルギーを疑う場合にはまずパッチテストを行う．しかしながら，パッチテストは感度が低いため，パッチテストを行っても陽性反応がでることは少なく，その他に検査としてはリンパ球幼若化反応などもあるが一般的ではない．

　パッチテストで陽性反応が出た場合，次に口腔内に陽性が出た金属が含まれているかを確認する．口腔内の修復物，補綴物の金属部分の表面をホワイトポイントなどで削合し，金属の成分を分析する．しかしながら，金属分析が可能な施設は限られているため，事前に確認する必要がある．その結果に基づいて金属を除去するかを判断する．金属を除去しても効果が現れるまでには数カ月から1年近くかかることがあるので，その旨を患者に十分説明することが重要である．また，金属を除去した後はポーセレンなど自費治療になることが多く，患者との十分な信頼関係が必要である．口腔扁平苔癬は経過観察中に悪性化の報告もしばしばみられることから，鑑別診断のためにも生検は必須である．

　治療は原則としてステロイド軟膏を用いるが，一般に難治性で治療には苦慮することが多く，ほとんどの症例で長期戦になる．びらん型では疼痛が強く，ブラッシングが困難なため口腔清掃状態が悪化するが，口腔内の不衛生は口腔扁平苔癬の増悪因子となるため，歯科衛生士による専門的な指導が必須である．特に口腔前庭の浅い患者では難治性になることが多く，定期的に歯科衛生士による口腔内清掃を行う．

Check Point 5

鑑別疾患

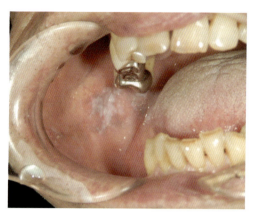

① 白板症
　境界明瞭で表面は平坦な白斑を認める．周囲粘膜に発赤やびらんは伴わず，疼痛も認めない

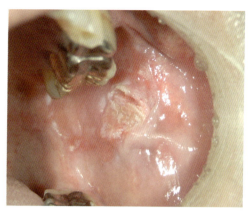

② 扁平上皮癌
　病変は境界不明瞭で，周囲に硬結を伴う潰瘍形成を認める．刺激痛を認め，易出血性である

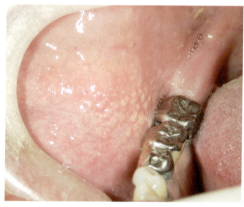
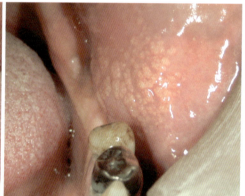

③ フォーダイス斑
　黄色の小顆粒が集簇している．疼痛などの自覚症状は認めない

写真供覧

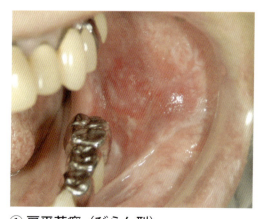

① 扁平苔癬（びらん型）
　びらんと，周囲にはレース状白斑と発赤を認める

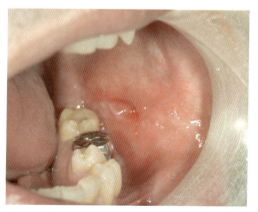

② 扁平苔癬（紅斑型）
　萎縮した粘膜と紅斑を認め，周囲に一部白色病変を伴う

症例 2

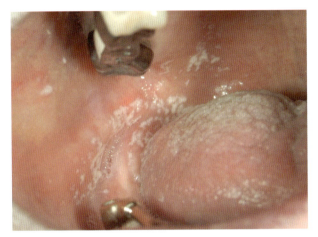
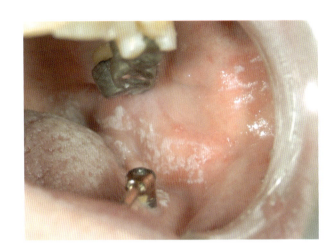

2-1, 2-2　初診時口腔内写真

概要と経過

症例　75歳，女性

主訴　入れ歯が合わない

現病歴

　2010年12月に，当院他科入院中，義歯不適合を主訴に当科初診．2012年12月に当科受診時，両側頬粘膜に剥離可能な白色の偽膜形成を認めた．

既往歴　多発血管炎，糖尿病，骨粗鬆症，高血圧症．プレドニゾロン40mg/day，バクタ®配合錠を長期内服

家族歴　特記事項なし

臨床診断　口腔カンジダ症

現症

　両側頬粘膜に剥離可能な白色の偽膜形成を認め，周囲粘膜には軽度の発赤を認めた．食事などによる刺激痛を訴えていた．

処置および経過

　白色偽膜は真菌培養にてカンジダ陽性であり，ファンギゾン®含嗽液にて2週間経過をみたが症状の改善なく，イトリゾール®内用液へ変更したところ，偽膜は消失し疼痛は改善した．

　イトリゾール®内用液は2週間使用後に一度中止としたが，3カ月後には再度同様の症状を認め，イトリゾール®内用液使用再開．その後も症状の改善と再燃を繰り返しており，外来での定期的な経過観察を継続している．

Check Point 5

解説

　急性偽膜性カンジダ症は容易に剥離可能な白苔の付着が特徴的で，診断は比較的容易である．カンジダは口腔の常在菌であり，カンジダ症は局所あるいは全身的な免疫の低下による日和見感染，あるいは抗菌薬の長期投与による菌交代現象で生じる．したがって，抗菌薬やステロイド薬，抗がん剤などの服用薬や，糖尿病などの代謝疾患がないか確認する必要がある．

　局所的にはステロイド軟膏の使用が誘因になる．真菌培養で真菌の種類を確認するか，顕微鏡で直接確認する方法，カンジダを検出する検査キットなどを用いる．一般には抗真菌薬の含嗽またはゲルの使用で2～3日で改善することが多いが，カンジダの付着が咽頭まで広範囲であったり，含嗽薬で効果のみられない場合は本症例のように内用液を使用する．

　一度白苔が消失しても，再発を繰り返す症例も多く，特にステロイドや抗がん剤が処方されている場合は定期的な経過観察を要する．慢性化すると白苔は容易に除去することが困難になり，慢性肥厚性カンジダ症に移行する．慢性肥厚性カンジダ症はカンジダ性白板症とも言われ，通常の白板症との鑑別が必要で，病理組織学的に診断する．

鑑別疾患

白板症，扁平苔癬，扁平上皮癌など

写真供覧

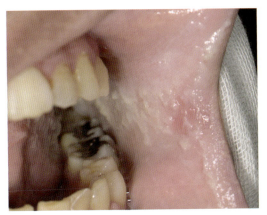

① 白色海綿状母斑
　肥厚した表面不整，境界不明瞭なスポンジ状の白色病変を認める

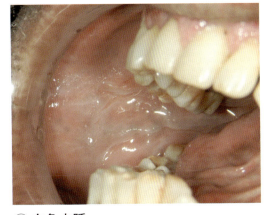

② 白色水腫
　浮腫性の腫脹と，表面はびまん性で薄い白色を呈する

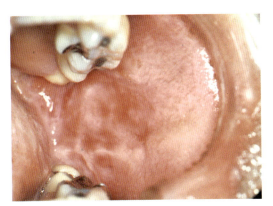

③ GVHD
　紅斑と白斑が混在した病変を認める

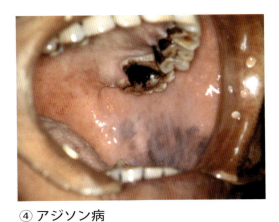

④ アジソン病
　びまん性に茶褐色のメラニン色素沈着を認める

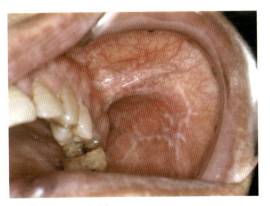

⑤ 金属アレルギー
　一部発赤を伴うレース状白斑を認める

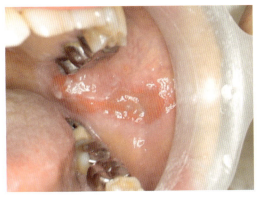

⑥ 苔癬型薬疹
　白斑と紅斑が混在し，一部にびらん形成を認める

Check Point 6

頬粘膜 ②

症例 3

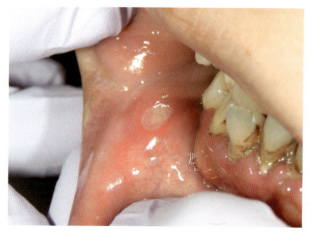

初診時口腔内写真

概要と経過

患者 38歳，女性
主訴 頬粘膜のできものが治らない
現病歴
　2013年6月，右頬粘膜に口内炎を自覚した．3日間，自身にて経過をみたが，症状に変化なく，精査・加療目的に当科を受診した．
既往歴 貧血，子宮筋腫
家族歴 特記事項なし
現症
　右頬粘膜に境界明瞭な類円形で，周囲に発赤を伴い中央に陥凹を伴う10mm大の白色病変を認めた．表面は平坦であり，刺激物の摂取時に軽度の疼痛を訴えていた．周囲に硬結は触知しなかった．
臨床診断　アフタ性口内炎
処置および経過
　初診時より，アズノール®含嗽液を使用開始し，経過観察を行った．病変は徐々に縮小し，3週間後には完全に消失した．

解説

アフタは米粒大〜大豆大の円形または類円形の浅い潰瘍で，潰瘍面は白色または灰白色の偽膜で被覆され，周囲には紅暈を伴う．好発年齢の幅は広く，性差は女性に多い．原因については古くからウイルス説，アレルギー説，ホルモン説等があるが，現在でも詳細は不明である．ベーチェット病やクローン病などの消化器疾患に関連して生じることがある．

最も頻度が高いのが小アフタ型である．発症時は小さな紅斑として認められ，軽度の違和感や疼痛等の自覚症状を認めることがある．その後，1〜10mm大の潰瘍を形成し，強い接触痛を生じる．通常は1〜2週間で上皮化し，治癒に至る．これに対して，本症例のような直径10mm以上のものを大アフタ型といい，形や深さもさまざまで疼痛が強く，治癒まで2〜3週，場合によっては1カ月以上かかることがあり，瘢痕治癒することがある．ヘルペス性口内炎に似た直径1〜2mmのアフタが多発し，ヘルペスウイルスの感染ではないものを疱疹状潰瘍型（ヘルペス型）といい，ウイルス感染症との鑑別が重要である．

鑑別疾患として，特に大アフタ型では褥瘡性潰瘍や薬物性口腔粘膜潰瘍，自己免疫性水疱症，扁平上皮癌などがあげられ，周囲に硬結を伴い，1〜2週間で上皮化傾向がみられない場合には組織生検等の精査が必要である．

全身性疾患に伴い，アフタ性口内炎を認める場合があり，特にベーチェット病では口腔粘膜の再発性アフタがほぼ必発することはよく知られている．ほかにも，周期性好中球減少症，クローン病，潰瘍性大腸炎，セリアック病，過敏性腸症候群などがあげられる．

治療法は，ステロイド軟膏を用いる対症療法が一般的である．アフタの発生を確実に予防することは困難であるが，複合ビタミン薬やセファランチン®内服にて，発生頻度や症状が改善することがある．全身性疾患との関連が疑われるときには，内科的な精査を考慮する．

Check Point 6

鑑別疾患

扁平上皮癌（40頁参照），ベーチェット病

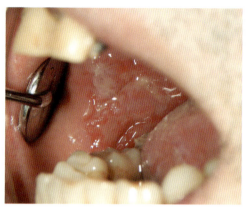

① 類天疱瘡
広範囲に粘膜の発赤と潰瘍形成を認める

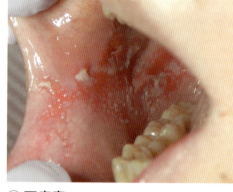

② 天疱瘡
粘膜の発赤，広範囲にびらん形成，偽膜形成を認める

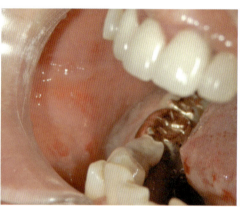

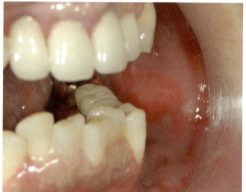

③ ヘルペス性口内炎
多数の小水疱と，小水疱が自壊したことによるびらん形成を認める．接触痛・刺激痛が強い

症例 4

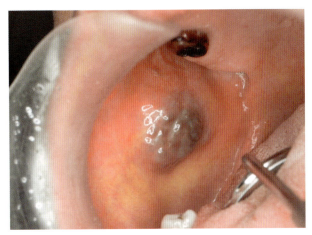

初診時口腔内写真

概要と経過

患者 56歳，女性

主訴 頬に腫瘤がある

現病歴

　2011年2月頃より，右側頬粘膜に腫瘤の形成を自覚していた．自身にて経過をみていたが，症状に改善がなかったため，6月に近くの内科医院を受診した．同部の精査加療目的に当科に紹介受診となった

既往歴 橋本病

家族歴 特記事項なし

現症

　右頬粘膜に境界明瞭で暗赤色，類円形で18×13mm大の腫瘤を認めた．弾性軟で退色性を認めた．疼痛は認めなかった．

臨床診断 血管腫

処置および経過

　MRIによる画像検査にて，腫瘍は右頬粘膜に限局しており，明らかな栄養血管も認めなかった．全身麻酔下に切除もしくは梱包療法の方針となったが，術前検査にて未加療の糖尿病が発覚した．内科に紹介し，糖尿病のコントロールがついた後に手術予定とし，外来での経過観察を継続している．

Check Point 6

解説

　血管腫は非上皮性良性腫瘍に含まれる病変であるが，ほとんどが組織の発育異常や組織奇形による過誤腫的性格の病変であると考えられている．口腔粘膜では頬粘膜が好発部位であるが，いたるところに発生する．

　肉眼的に青紫色で，圧迫により退色することから診断は比較的容易である．小さなものでは表面は平坦であるが，大きくなると表面が顆粒状の腫瘤を形成する．病変が内部で広がっていたり，多発することもあるため，大きな病変ではMRIなどの画像検査を行う．病理組織学的には毛細血管腫，海綿状血管腫，細胞性血管腫に分類される．一般

鑑別疾患

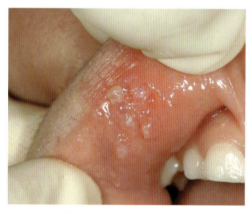

① リンパ管腫
　弾性軟のびまん性隆起を伴い，小胞状の隆起を多数認める

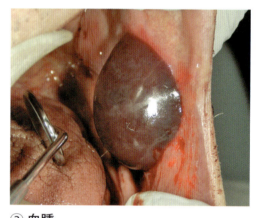

② 血腫
　咬傷周囲に境界明瞭な暗赤色の腫瘤形成を認める

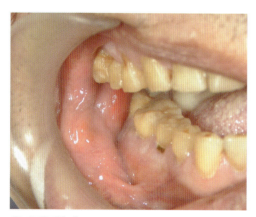

③ 頬部膿瘍
　頬粘膜に発赤を伴う腫脹を認め，波動を触知する

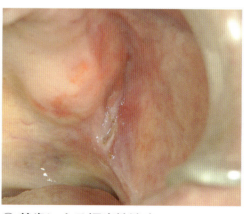

④ 義歯による褥瘡性潰瘍
　義歯の床縁と一致する潰瘍形成を認める

に良性腫瘍は周囲を線維性の被膜に覆われているが，血管腫では被膜はなく，周囲の組織内に入り込むような増殖形態を呈している．

　小さなものでは痛みなどの症状はほとんどないが，大きなものでは急な痛みと腫脹を生じることがある．これは血管腫内部での血流の変化によるものと考えられる．また，内部に結石を伴うことがある．治療法は治療の必要性を十分に考慮したうえで外科的切除，組織硬化剤や凍結療法，梱包療法などがあり，大きさ，部位によって選択する．

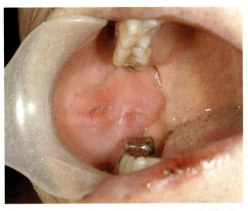

⑤ ニコランジル内服による口腔粘膜潰瘍
　頬粘膜に発赤を伴う潰瘍形成を複数認める

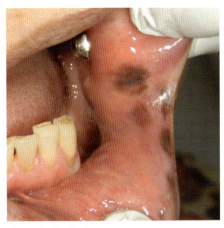

⑥ 黒色色素斑
　境界やや不明瞭な褐色斑を多数認める

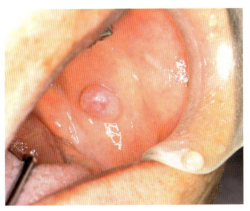

⑦ 線維腫
　境界明瞭な弾性硬の球状の腫瘤形成を認める．表面粘膜は一部白斑を認める

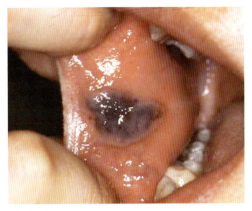

⑧ 母斑
　境界のやや不明瞭でわずかに隆起した黒色斑を認める

Check Point 7

歯肉 ①

はじめに

　歯肉は機能的には咀嚼粘膜に分類され，食事時には直接食物に強く接触する部位で組織学的には上皮の角化が強く，上皮層は比較的薄いものの上皮脚が発達している．また，上皮下の結合組織も薄く，直下で歯槽骨と結合しているため非可動性である．

　健康で正常な状態ではピンク色や淡赤色を呈しており，構造上，歯頸部の周囲で歯肉溝を形成する辺縁歯肉と，歯と歯の隣接する面の歯間乳頭からなる遊離歯肉，遊離歯肉から連続し，歯肉溝底から歯肉歯槽粘膜までの付着歯肉に分けられる．これに対して歯肉に連続する歯槽粘膜は暗赤色で表面は滑らかであり，細い血管が透けてみえ，上皮層も薄く，また角化の程度が低く，軟らかで，骨膜と弱く結合しており可動性がある．

　歯肉は硬組織（歯）に接する組織であり，食事時には直接さまざまな異物（食物）と接触する生体内でもきわめて特異な部位といえる．歯肉に発生する疾患を提示する（表1）．

表1 歯肉に発生する疾患のまとめ

歯肉炎	歯肉囊胞	帯状疱疹
歯周炎	薬剤性歯肉増殖症	天疱瘡
エプーリス	歯肉線維腫症	類天疱瘡
線維腫	扁平苔癬	白板症
乳頭腫	ニコチン性角化症	紅板症
脂肪腫	褥瘡性潰瘍	扁平上皮癌
血管腫	アフタ性口内炎	悪性黒色腫
外骨症	壊死性潰瘍性歯肉炎	転移性癌
エナメル上皮腫	剥離性歯肉炎	外来性色素沈着
疣贅型黄色腫	カンジダ症	メラニン色素沈着
膿原性肉芽腫	単純ヘルペス	

症例1

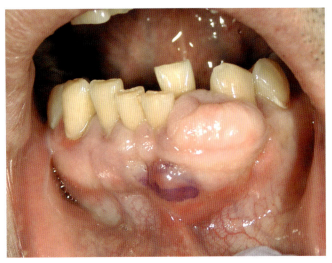

初診時口腔内写真（紫色：生検部位）

概要と経過

患者 54歳，男性

主訴 右下の歯ぐきが腫れて痛い

現病歴

2012年3月頃から2̲3̲相当歯肉の腫脹を自覚し，同年12月に近くの歯科を受診した．しかしながら，改善傾向はなく，食事時に疼痛も生じるようになり2013年7月，精査加療目的に当科に紹介受診となった．

既往歴 糖尿病

アレルギー，家族歴 特記事項なし

内服薬 グラクティブ®

現症

全顎的にプラークコントロールは不良であった．2̲の歯頸部を基底とし，歯肉頰移行部に及ぶ直径約30mmの弾性硬で有茎性腫瘤を認めた．デンタルX線写真にて2̲の遠心に垂直的歯槽骨吸収像を認めた．

臨床診断 エプーリス

処置および経過

糖尿病のコントロール状態は内服薬にて良好であった．抗菌薬の前投薬のもと，2013年8月局所麻酔下に生検を施行した．病理組織学的診断は線維性エプーリスであった．同年10月，局所麻酔下に保存困難と判断した2̲を抜歯し，腫瘤辺縁から2mmの安全域を設定し腫瘍を一塊として切除した．手術時に2̲の歯根膜と腫瘤との癒着を認めた．2̲の抜歯窩を十分に掻爬し，切除骨面をバーで一層削合した．その後，アクロマイシン軟膏ガーゼで創面を被覆し，シーネを装着した．術後7日目および11日目にガーゼ交換を行い，術後15日目にシーネを除去した．その後，再発なく経過は良好である．

Check Point 7

解説

エプーリスは歯肉に限局した腫瘤性病変である．歯根膜あるいは骨膜由来と考えられており，病理組織学的には肉芽腫性，線維性，血管腫性，骨形成性に分類されている．先天性エプーリスを除き，多くは真の腫瘍ではなく，炎症性の過剰反応と考えられている．

先天性エプーリスでは新生児の前歯部歯槽堤に発生する．一般には好発部位は上顎歯肉に比べて下顎歯肉，特に前歯部に多く発生し，頬側歯肉に多い傾向がある．その他のエプーリスは歯間部歯肉や辺縁歯肉から発生し，歯肉に限局し，多くは有茎性で表面は平滑であり，色調は正常粘膜色であるが，内部に含まれる毛細血管の量や炎症の程度によって発赤を伴うことがある．X線写真で歯槽骨吸収像を認めることがあり，進行すると歯の動揺や傾斜をきたすようになる．また，骨形成性エプーリスでは内部に硬組織形成を認める．原因は，局所の機械的刺激，歯石や歯周病などによる慢性炎症と考えられるが，まれに真の腫瘍の場合も存在する．

鑑別疾患

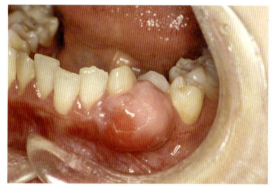

① 肉芽腫性エプーリス
赤色を伴う弾性軟の腫瘤を認める

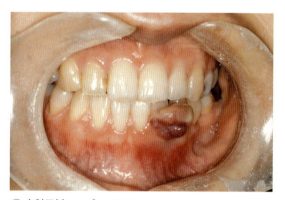

② 妊娠性エプーリス
接触痛を伴う易出血性で有茎性の腫瘤

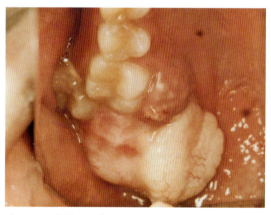

③ 骨形成性エプーリス
歯の偏位を伴う有茎性，弾性硬の腫瘤を認める

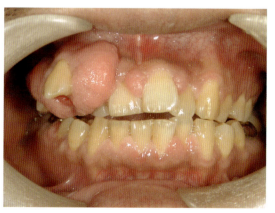

④ 薬剤性歯肉増殖症（カルシウム拮抗薬）
著明な歯肉肥大を認める

治療としては，小さいものでは歯周病の治療で縮小することがある．また，妊娠性エプーリスでは分娩後に自然消失する場合もみられる．しかしながら，多くは外科的切除の対象になる．動揺する原因歯や歯槽骨吸収を認める場合は抜歯も行い，歯根膜や骨膜の掻爬，歯槽骨面の骨削除を十分に行う．切除面は粘膜骨膜弁による閉創やサージカルパックなどの被覆材を用いる．

エプーリスにきわめて類似した病変に，膿原性肉芽腫や転移性の悪性腫瘍がある．特に注意が必要な病変として，他部位原発の固形癌が口腔領域に転移をする場合がある．口腔領域での転移部位として最も多いのが下顎骨の臼歯部であるが，まれに歯肉に転移することがあり，その場合は有茎性の腫瘤を形成する．したがって，癌の既往があったり，急速に増大する場合や，表面が広くびらんに覆われている場合は，悪性腫瘍の転移性病変の可能性も考慮する必要がある．いずれにしても，切除物は病理組織学的に検査することが必要である．

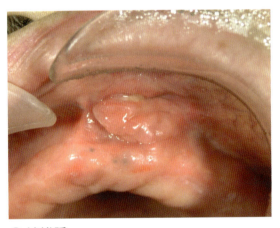

⑤ 線維腫
　正常粘膜色で境界は明瞭，広基性の腫瘤を認める

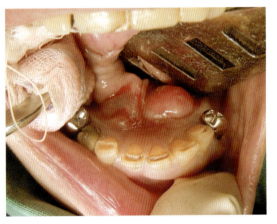

⑥ 外骨症
　下顎舌側，正常粘膜で覆われた境界明瞭な骨様硬を示す腫瘤性病変

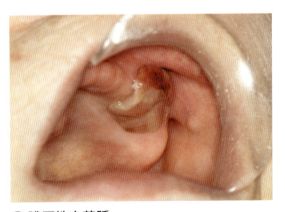

⑦ 膿原性肉芽腫
　灰白色，暗赤色の部分が混在した有茎性の腫瘤を認める

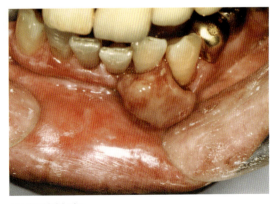

⑧ 転移性癌
　表面がびらんで覆われた有茎性腫瘤で，急速に増大した

Check Point 7

症例 2

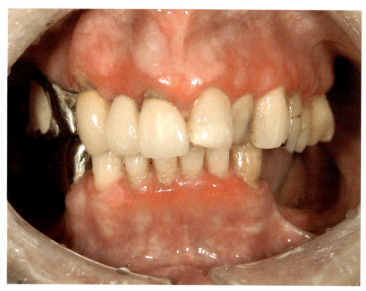

初診時口腔内写真

概要と経過

患者 74歳，女性

主訴 歯肉の荒れ

現病歴

2010年8月頃より歯肉の荒れを自覚し，近歯科を受診した．ブラッシング指導および歯周治療を受けたが歯肉の発赤は軽減することなく，増悪傾向を示したため2010年10月，精査加療目的に当科に紹介受診となった．

既往歴 骨粗鬆症，坐骨神経痛

アレルギー，家族歴 特記事項なし

内服薬 アスパラCA®，カルフィーナ®，エビスタ®

現症

上下顎唇側歯肉の発赤と上皮肥厚の混在を認めた．粘膜のびらんや擦過による剥離は認められず，頰部および口蓋部の粘膜は正常であった．パノラマX線写真では著明な歯槽骨の吸収像は認められなかった．また，血液検査で抗デスモグレイン1，3抗体，抗BP180抗体は陰性であった．

臨床診断 扁平苔癬

処置および経過

2010年10月，当科で局所麻酔下に上顎右側歯肉の生検を施行した．病理組織学的診断は扁平苔癬であった．アズノール®含嗽およびステロイド軟膏の塗布を開始した．発赤は徐々に改善し，現在はほぼ正常に回復している．

解説

　舌病変，頬粘膜病変で既に記載したように，扁平苔癬は中高年者の女性に比較的多くみられる粘膜の白色病変で，慢性の炎症性角化症である．一般的に，臨床的には両側性のレース状白斑が特徴的な疾患で，頬粘膜に好発する．しかし，歯肉に発生したものはレース状白斑を伴わず，発赤（紅斑）が主体になる．病変が歯槽粘膜まで及ぶ場合は周辺の部位にレース状白斑を伴うことも多いので，口腔内全域を詳細に観察することが重要である．口腔清掃状態が不良でプラークの付着があると，非特異的な炎症により病態が修飾されるので注意が必要である．

　臨床的には剥離性歯肉炎と診断されることもあり，粘膜類天疱瘡などの自己免疫性水疱症との鑑別診断が特に重要である．またまれであるが，orofacial granulomatosis などでも同じような臨床像を呈することがあるので，確定診断には生検が不可欠である．

　治療は徹底した口腔清掃指導とステロイド軟膏の塗布であるが，病変が広範囲に及ぶ場合はステロイド軟膏を塗布した後，プラスチックシーネを併用すると効果的である．

鑑別疾患

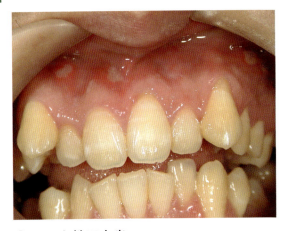

① **アフタ性口内炎**
　疼痛を伴い，周囲が発赤した多数の小潰瘍を認める

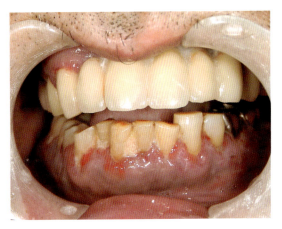

② **壊死性潰瘍性歯肉炎**
　歯肉の腫脹，発赤，びらん，出血，疼痛を伴う

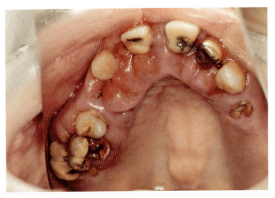

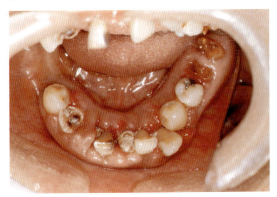

③ **白血病性歯肉炎**
　広範囲の歯肉腫脹と粘膜下出血，自然出血を認める

Check Point 7

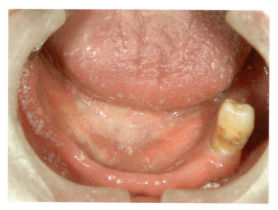

④ カンジダ症
　全顎的な白苔の付着とその剥離下に発赤を伴う

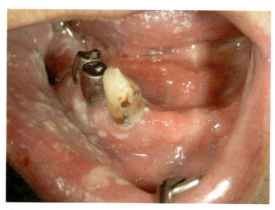

⑤ 帯状疱疹
　片側性に発赤，多発性のびらん，潰瘍を認め，疼痛を伴う

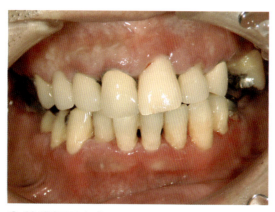

⑥ 粘膜類天疱瘡
　歯肉上皮の剥離，びらん，潰瘍，水疱形成を認める

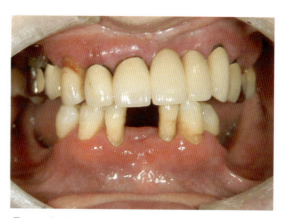

⑦ orofacial granulomatosis
　歯肉のびまん性腫脹と発赤を認める

Check Point 8

歯肉 ②

症例 3

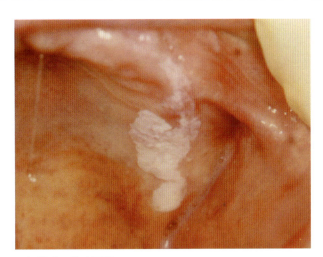

初診時口腔内写真

概要と経過

患者 74歳，男性

主訴 上顎のできもの

現病歴

　2004年頃より上顎左側臼歯部の歯槽部に白斑を自覚したが，加療せずにいた．2006年11月近医にて齲蝕の治療中に同部の白斑を指摘され，2006年11月，精査加療目的に当科に紹介となった．

既往歴，アレルギー，家族歴 特記事項なし

現症

　上顎は無歯顎．上顎左側臼歯部の歯槽部に36×10mmの辺縁不規則であるが境界明瞭で，表面粗造な白斑を認めた．

臨床診断 白板症

処置および経過

　2006年12月，当科で局所麻酔下に上顎左側歯肉の生検を施行した．病理組織学的診断は，過角化症であり白板症に一致する所見であった．当科で定期的に経過観察をしており，著明な変化を認めていない．

Check Point 8

解説

　白板症は摩擦にて除去できない白色の板状，斑状の無痛性の角化性病変である．また，口腔粘膜に生じるいわゆる前癌病変の代表的疾患である．男女比では男性に多く，臨床的には均一型と非均一型に大きく分類されるが，さらに細かくみると均一型は平坦，波状，敷石状に，また，非均一型は結節状，疣贅状，斑状などに細分類される．斑状型では種々の程度の紅斑部分が混在し，紅斑部分が多い場合は紅板白板症とも呼ばれる．斑状型と疣贅型で悪性化率が高いといわれている．

　歯の鋭縁部や不適合の補綴物などによる機械的刺激による上皮の角化症が疑われた場合は，まず原因を除去することが必要である．以前からタバコやアルコールなどの局所刺激やビタミンA・Bの欠乏，低アルブミン血症，脂質異常症，糖尿病，ホルモン不調和などが誘因とされているが，詳細は不明である．

鑑別疾患

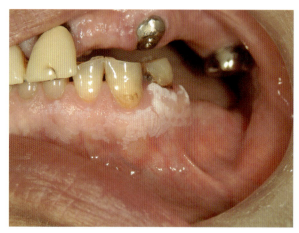

① 白板症　波状
辺縁不規則な白斑を認める

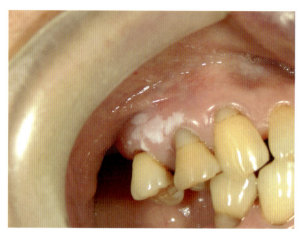

② 白板症　敷石状
角化した白斑の敷石状配列を認める

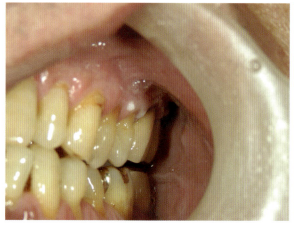

③ 白板症　結節状
角化した白斑の隆起を認める

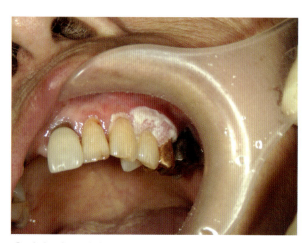

④ 白板症　疣贅状
外向性の角化を認める

最近では Potentially malignant disorder of the oral mucosa と定義されており，生検による病理組織診断が必須であるため，専門医への紹介が必要である．病理組織学的にはさまざまな程度の過角化症や棘細胞層の肥厚がみられ，しばしば上皮性異形成を伴う．上皮性異形成については，軽度，中等度，高度の3段階で評価されている．上皮全層にわたり上皮性異形成が認められると，上皮内癌と診断され癌に準じた治療が行われる．治療は，比較的小さな病変や高度の上皮性異形成を認めた場合は外科的切除が一般的である．その他に凍結療法やレーザー治療があるが現在はあまり行われない．病変が広範囲に及ぶものでは，厳重に経過観察が行われる．

白板症の癌化率は文献によって多少差があり，4.4〜17.5％と報告されているが，悪性化する可能性の病変であることを患者によく説明し，長期にわたり経過観察を行う．

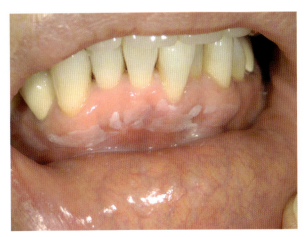

⑤ 白板症　斑状
　　白斑と紅斑の混在を認める

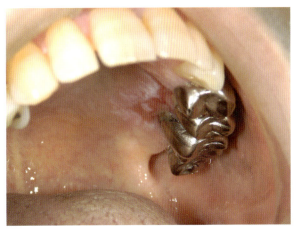

⑥ 扁平苔癬
　　発赤を主とし，周囲にレース状白斑を認める

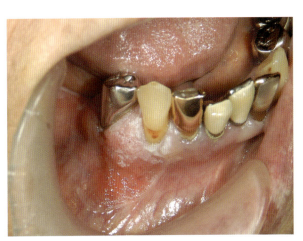

⑦ 扁平上皮癌
　　白斑，発赤，一部に潰瘍を伴う腫脹を認める

症例 4

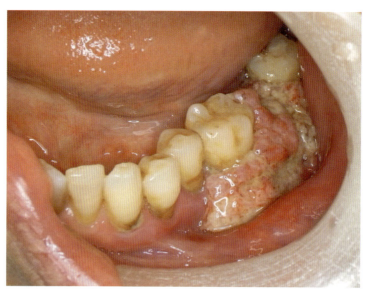

初診時口腔内写真

概要と経過

患者 78歳，女性
主訴 歯肉にできものがある
現病歴

2011年4月頃より下顎左側歯肉からの出血を生じた．同年6月頃には同部の歯肉が腫脹し，口臭も気になるようになったため，同年7月初旬に近医を受診した．同院にて義歯を外すように指導を受けたが歯肉の症状の改善はなく，2011年7月中旬，精査加療目的に当科に紹介受診となった．

既往歴 高血圧，脂質異常症，甲状腺機能低下症で内服加療中であった
アレルギー，家族歴 特記事項なし
現症

6〜8部に38×24mmの腫瘤性病変を認めた．6は動揺が著明であり，腫瘍の表面は肉芽状で一部に壊死を伴っていた．下顎左側リンパ節の腫脹と軽度圧痛を触知した．パノラマX線写真およびCT画像では，6は浮遊歯の状態で，下顎左側顎骨の広範囲な骨破壊像を認め，下顎管の連続性も一部失われていた．MR画像では，下顎左側大臼歯部の歯肉を中心とした腫瘍形成があり，下顎骨および下歯槽神経への浸潤と下顎左側にリンパ節腫大を認めた．PET-CT画像検査では他部位に集積像は認められなかった．

臨床診断 左下顎歯肉癌

処置および経過

2011年7月初診日に当科で局所麻酔下に下顎左側歯肉の生検を施行した．病理組織学的診断は，扁平上皮癌であった．TNM分類ではT4aN1M0（腫瘍は歯肉表面では最大で38mm，しかし，下顎骨および下顎管の破壊があり，左側頸部に最大径30mm以下のリンパ節転移を認める．遠隔転移はない）の診断にて，同年8月全身麻酔下に下顎左側顎骨区域切除，左頸部郭清，腸骨による再建術を施行した．現在，経過観察中であるが局所再発および転移は認めず，経過良好である．

解説

扁平上皮癌は口腔に発生する悪性腫瘍のなかで最も多く，80%以上を占めている．部位別の発生頻度を比べると舌癌が半数以上で，次いで歯肉癌で，なかでも上顎に比べて下顎に多い傾向がある．歯肉の扁平上皮癌の臨床所見は多彩で，腫脹，発赤，出血，びらん，潰瘍，白斑，硬結などさまざまである．扁平上皮癌は発育状態から表在型，外向型，内向型の3つに分けられる．歯肉に生じるものは無痛性の腫脹を示すことが多く，局所の排膿や歯の動揺，歯槽骨の吸収像を伴い，歯周病と診断され抜歯されてしまうことがある．

歯肉癌に含まれる歯の抜歯窩は治癒不全になることが多く，その時点で専門医への紹介となる症例や，義歯性潰瘍・線維腫との診断で義歯調整を長期間に行っても治癒せずに専門医へ紹介となる症例もある．歯肉癌では早期に骨へ浸潤したり，あるいは骨膜に沿って顎骨周囲に進展する．下顎では顎骨に深く浸潤し，下顎管にまで及ぶと下歯槽神経が障害され，オトガイ部の知覚麻痺を生じる．また，上顎では上顎洞や鼻腔への進展から鼻出血や鼻閉を認めることがある．進展例では腫瘍が他部位へ広範囲に浸潤し，咀嚼筋隙に及ぶと開口障害，咀嚼困難，嚥下困難といった機能障害が発生する．

創部の治癒が不良である病変，急速な拡大傾向のある病変は，専門医（口腔外科，耳鼻咽喉科等）への紹介が第一である．このとき，自覚症状に乏しいことから紹介先への受診が遅れることもあるので，患者に受診の必要性についてよく説明しておく必要がある．治療法はTNM分類，病理組織学的分化度，病期分類等によって外科的切除，化学療法，放射線照射から口腔癌取り扱い規約に基づき選択される．

鑑別疾患

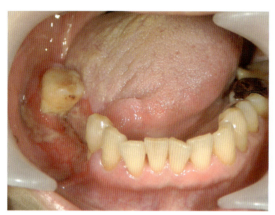

①扁平上皮癌　表在型
びらんを伴う発赤を認める

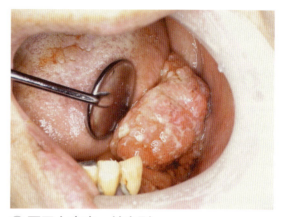

②扁平上皮癌　外向型
表面は粗造，硬い肉芽状の腫瘤を認める

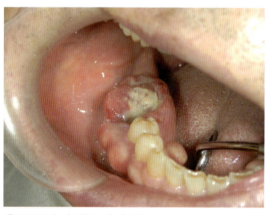

③扁平上皮癌　内向型
表面粗造，発赤を伴う腫瘤と中心部の顎骨進展を認める

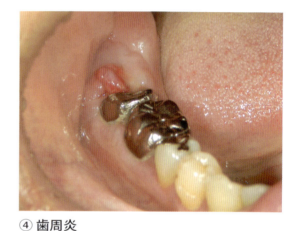

④歯周炎
歯肉の腫脹，発赤を認め，疼痛を伴い歯の動揺を認める

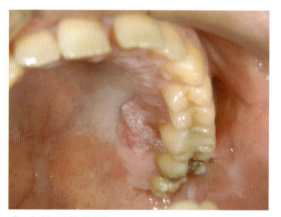

⑤疣贅型黄色腫
表面は顆粒状で粗造，灰白色を呈する

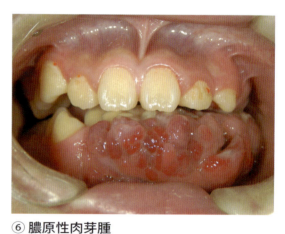

⑥膿原性肉芽腫
茸状の無痛性，有茎性腫瘤で，弾性軟，暗赤色，易出血性で潰瘍を認める

Check Point 9

口蓋粘膜

はじめに

　硬口蓋の粘膜は骨口蓋を覆っており，上皮の角化が強く，口蓋骨と緊密に結合し，非可動性である．硬口蓋の前方部には硬いひだ状の構造があり，食物を押しつぶすのに適した構造となっている．これに対して，軟口蓋は骨性口蓋の後方の粘膜であり，弾性があり，さらに可動性がある．また，硬口蓋から軟口蓋の粘膜直下には口蓋腺が多数存在している．口蓋粘膜に生じる病変を表1に示す．

表1 口蓋粘膜に生じる疾患のまとめ

天疱瘡・類天疱瘡	
口腔扁平苔癬	
白板症	
色素性母斑	
ニコチン性角化症	
感染症	ヘルペス性口内炎
	帯状疱疹
	カンジダ症
刺激によるもの	義歯性線維腫
	血瘤腫
	膿原性肉芽腫
	薬剤性の粘膜炎
腫瘍	骨腫（口蓋隆起）
	乳頭腫
	扁平上皮癌
	小唾液腺腫瘍（多形腺腫，腺様嚢胞癌，粘表皮癌など）
	悪性黒色腫
	カポジ肉腫
	黒色表皮腫

症例 1

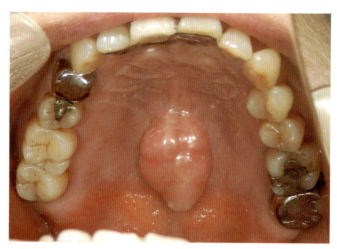

初診時の口蓋

概要と経過

患者 66歳, 女性

主訴 上あごの腫れが気になる

現病歴

　以前より口蓋の膨隆を自覚していた. 最近になり, 以前より大きくなり, 食事時に接触するため近くの歯科を受診した. 精査・加療を目的に当科へ紹介受診となった.

既往歴 腎機能障害 (65歳), 半月板損傷 (58歳), アルコールアレルギー

家族歴 糖尿病 (兄), 腎疾患 (姉), リウマチ (姉)

現症

　口蓋正中部に30mm大, 広基性で分葉状, 骨様硬の腫瘤性病変を認めた. 表面粘膜は正常であり, 症状は認めなかった. また, 両側下顎小臼歯部の舌側にも20mm大の骨様硬の隆起を認めた.

臨床診断 口蓋隆起

処置および経過

　2014年4月に全身麻酔下に口蓋隆起形成術, 同時に下顎骨隆起形成術を施行した.

　口蓋はY字に粘膜切開を加え, 粘膜を剥離した. 超音波切削器具で4分割し, 骨ノミで骨隆起の茎部から削除し, 骨バーで表面を平坦にし, 閉創した. 6~2|2~6は舌側歯肉に歯肉縁切開を加え, 粘膜を剥離し, 骨隆起の茎部を骨ノミで除去した. 骨バーで骨面を平坦にし, 閉創した.

　上顎は創部保護, 止血を目的に保護シーネを装着した. 創部は感染所見を認めず, 経過は良好である.

解説

骨隆起は非腫瘍性の骨増生である．口蓋正中部と下顎小臼歯部舌側が好発部位であり，真の原因は不明であるが，歯を介した咬合力が顎骨に伝わり，その結果，骨の増生が生じると考えられている．境界は明瞭であり，形態は紡錘状，結節状，分葉状などさまざまである．触診では骨様硬で，表面を覆う粘膜は正常か，やや菲薄化している．特に，口蓋隆起では食物の外力によってびらんや潰瘍を生じることがある．下顎では多くの場合下顎臼歯部舌側に左右対称に生じる．上下顎臼歯部の頰側にも生じることがあり，半球状から棚状の骨の腫瘤状病変を生じる．一般には広基性の隆起であるが，大きくなると有茎性になることがある．

通常のX線写真では評価が困難であり，CT検査が有効で，CTでは骨体から連続した緻密骨の増生を認める．病理組織学的にも緻密骨からなるが，大きなものでは内部に海綿骨様の構造を有することがある．

基本的には治療の必要はないが，義歯作製の障害になる場合や，食事時にびらんや潰瘍形成を繰り返すような場合は外科的に切除する．

鑑別疾患

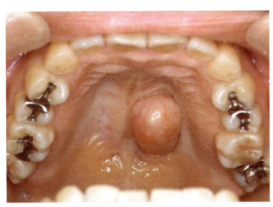

① 小唾液腺腫瘍（多形腺腫）
境界明瞭で，弾性軟～硬，無痛性の腫瘤を認める．被覆粘膜は正常である

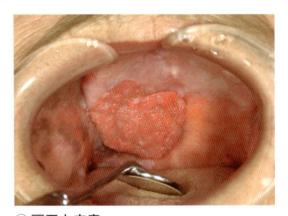

② 扁平上皮癌
表面は粗造，顆粒状であり，硬結を触れる．易出血性で疼痛を伴う

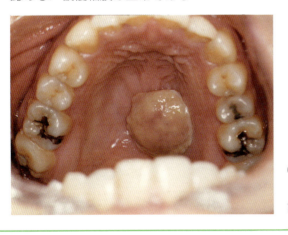

③ 膿原性肉芽腫
境界明瞭，球形，弾性軟，有茎性の腫瘤を認める

Check Point 9

症例2

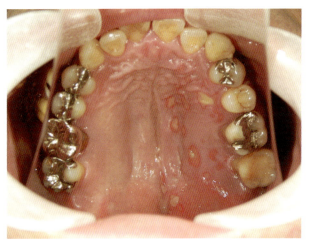

初診4日後の口蓋

概要と経過

患者 38歳，女性

主訴 左上の前歯部の歯肉の痛み

現病歴

　切迫早産で当院産婦人科に入院中（妊娠28週），2日前より発熱と歯肉の疼痛が出現したため，ABPC（ビクシリン®）1gを静脈内点滴されていたが，症状の改善がないため当科に紹介受診した．口腔清掃は不良であり，歯周炎の急性増悪と診断し，歯周基本検査，スケーリング，歯科衛生士による口腔衛生指導を施行した．しかし，その後も発熱は持続し，歯肉の疼痛が増悪し経口摂取が困難となった．初診4日後，左側の口蓋・歯肉に小潰瘍が多数出現した．

既往歴，家族歴 特記事項なし

現症

　初診時の体温は37.7℃．全顎的に歯肉の発赤があり，腫脹していた．|2には歯肉腫脹と発赤があり，易出血性で歯周ポケットは5mm，動揺はなし．口腔清掃は不良．

臨床診断 帯状疱疹

処置および経過 帯状疱疹の診断で，初診4日後より抗ウイルス薬（バルトレックス® 1,000mg 分2）内服を開始し，二次感染の予防のため抗菌薬の点滴静注を継続し，さらに点滴での栄養管理を行った．口腔内は口腔清掃を指導し，アズノール®含嗽で経過観察とした．初診6日後より解熱を認め，初診10日後に口腔内の疼痛は消退し，食事摂取が可能となった．その後は再燃なく経過は良好である．

解説

　帯状疱疹は，水疱瘡の原因である水痘帯状疱疹ウイルスによって発症する．新たにこのウイルスに感染して生じるのではなく，すでに水疱瘡を発症したときのウイルスが知

覚神経の神経節に潜伏していたのが，何らかの原因で免疫系が低下した際に再活性化し，症状が出る．

口腔領域では三叉神経の第2枝，第3枝に生じ，まず，神経痛様の痛みが生じ，その3〜4日後に発赤が生じる．その後，皮膚の場合は，小水疱が多発し，膿疱を形成し，痂皮となって3〜4週間で治癒するが，口腔内では水疱はすぐに破れてびらんとなり，表面は白苔に覆われる．神経領域に一致して症状が現れて，片側性であり正中を越えることはない．接触痛が強く，食事の摂取が困難になることもあり，また，痛みのため口腔衛生状態も不良になることが多い．顔面神経領域に生じると顔面神経麻痺，難聴，味覚障害を合併しラムゼイ・ハント症候群という．

一般には高齢者に多く，患者の約70%が50歳以上と報告されている．症状が治癒してからも痛みがしばらく残ることがあり，帯状疱疹後神経痛と呼ばれる．神経領域に小水疱が多発することから診断は比較的容易であるが，補体結合反応を用いた血液検査でウイルスに対する血清抗体価の上昇を認める．

治療はできるだけ早く抗ウイルス薬（ゾビラックス®，バルトレックス® など）を投与する．口腔内についてはアラセナAクリーム® などを使用し，口腔ケアを行う．口腔内の症状が強いときは二次感染の予防のため，抗菌薬の投与が必要になる．早期に抗ウイルス薬を投与することで，症状の拡大や帯状疱疹後神経痛を予防する必要がある．

鑑別疾患

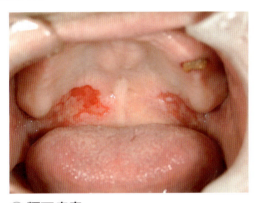

① 類天疱瘡
比較的境界明瞭，発赤を伴ったびらんを認める

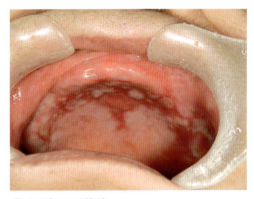

② 口腔扁平苔癬
比較的境界明瞭で広範囲にびらんを認める．灼熱感，接触痛を伴う

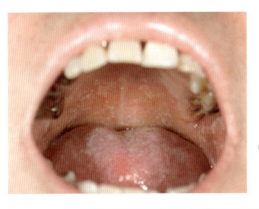

③ カンジダ症
白色の点状の白斑を認める．剥離可能であり，白斑の下の粘膜に発赤を認める

写真供覧

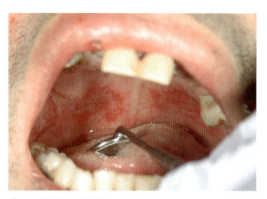

① 尋常性天疱瘡
広範囲にびらんを認め，びらん面は発赤が強い．エアーシリンジでエアーをかけると上皮が容易に剝離する（ニコルスキー現象）

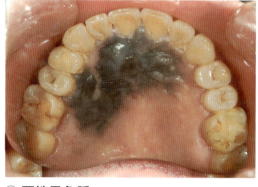

② 悪性黒色腫
黒青色で膨隆した無痛性の腫瘤を認める．境界は不明瞭である

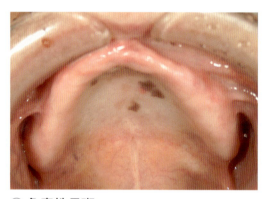

③ 色素性母斑
境界明瞭な茶褐色斑を複数認める．周囲からやや隆起し，無痛性である

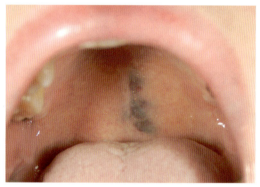

④ 血管腫
口蓋正中部に青紫色の軽度膨隆した病変を認める

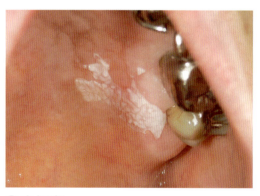

⑤ 白板症
境界明瞭で表面やや粗造な白色病変を認める．無痛性で膨隆は認めない

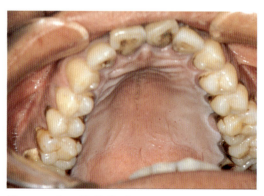

⑥ ニコチン性角化症
口蓋粘膜が全体的に白色を呈し，小唾液腺開口部が赤く点状に認められる

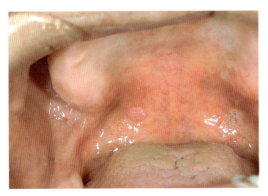

⑦ 乳頭腫
　軟口蓋に乳頭状に隆起した有茎性の腫瘤を認める．境界明瞭で疼痛は伴わない

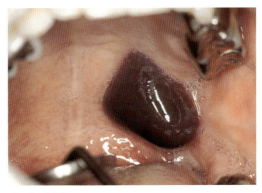

⑧ 血瘤腫
　熱傷による病変．半球状に膨隆した暗赤色の腫瘤を認める

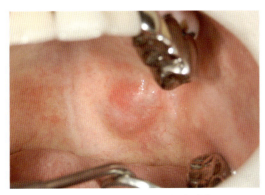

⑨ 小唾液腺悪性腫瘍（粘表皮癌）
　比較的境界明瞭，半球状，弾性軟，無痛性の腫瘤を認める

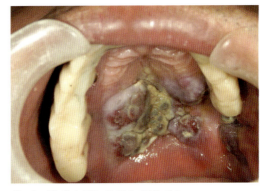

⑩ カポジ肉腫（HIV 感染症）
　軟口蓋に赤紫色を呈する腫瘤を認める．無痛性が多いが，潰瘍形成があり有痛性であった

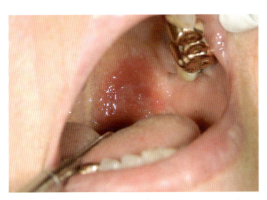

⑪ 薬剤性の粘膜炎（ビスフォスフォネート内服薬）
　内服薬が軟口蓋に長時間停滞していたため，周囲に発赤を伴うびらんを認める

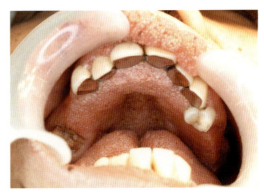

⑫ 黒色表皮腫
　悪性腫瘍に随伴して発症．口蓋・舌・口唇に広範囲に乳頭状増殖を認める

Check Point 10 口唇

はじめに

　口唇は口角を境に上唇と下唇に，また，上唇と頬は鼻唇溝によって，下唇とオトガイはオトガイ唇溝によって分けられる．口唇は皮膚部，赤唇縁，粘膜部に区分され，口唇の土台は口輪筋であり，外側が皮膚，内側が粘膜の3層構造である．皮膚部の構造は皮膚と同じであり，赤唇縁は角化が低く薄い重層扁平上皮に覆われており，毛や汗腺などの皮膚の付属器はないが，結合組織には豊富な毛細血管が分布している．粘膜部は角化の低い薄い上皮に覆われ，多数の口唇腺が開口している．

　口唇は他の部位に比べて刺激に対する感覚閾値が非常に低く，きわめて敏感な部位である．口唇は食物の摂取や発語にも重要な機能をもっている．温熱的刺激や機械的刺激，また，日光の影響などを受けやすい部位である（表1）．

表1 口唇に生じる病変一覧

白板症	脂肪腫	口唇瘻
ヘルペス性口唇炎	アジソン病	口角びらん症
悪性黒色腫	接触口唇炎	粘液嚢胞
線維腫	尋常性天疱瘡	口唇癌
扁平苔癬	血管腫	多形滲出性紅斑
カンジダ性口唇炎	サルコイドーシス	ベーチェット病
肉芽腫性口唇炎	帯状疱疹	再発性アフタ
ポイツ・ジェガーズ症候群	クインケ浮腫	リンパ管腫
開口部形質細胞症	乳頭腫	クローン病
手足口病	梅毒	

症例 1

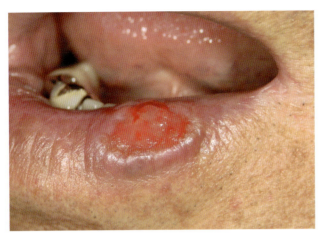
初診時．周囲に硬結を伴う潰瘍を認めた

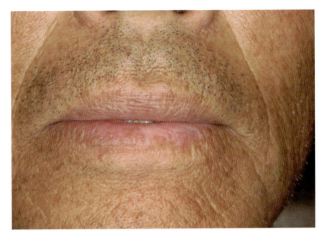
放射線治療終了後．腫瘍は消失した

概要と経過

患者　67歳，男性

主訴　下唇のしこり

現病歴

　2009年9月頃より左側下唇に潰瘍を生じ，近医で軟膏を処方され，経過をみていた．しかしながら，症状の改善がないため近くの皮膚科を受診した．やはり症状の改善なく徐々に増悪してきたため，通院中の内科医に相談し当科に紹介受診となった．

既往歴　糖尿病，高血圧，脂質異常症

アレルギー，家族歴　特記事項なし

現症

　左側下唇に表面粗造で易出血性の 23×12mm 大の硬結を伴う潰瘍を認めた．自発痛はなかった．

臨床診断　下唇潰瘍

処置および経過

　2010年4月下旬に局所麻酔下に組織生検を施行し，病理組織学的に扁平上皮癌と診断された．2010年5月当科に入院となり，5月下旬〜6月下旬まで電子線60Gyを照射した．その後，再発所見は認めず，経過観察を継続している．

Check Point 10

解説

　日本人の場合，口唇癌は他の部位と比べ口腔癌のなかで最も頻度の低い癌である．病理組織学的には他の口腔癌と同様にほとんどが扁平上皮癌である．初期には紅斑，白斑，びらん，あるいはこれらの混在した状態を呈するが，浸潤癌になると硬結を伴った潰瘍を形成する．外向性の場合は，疣贅状に増殖することがある．上唇に比べ下唇に生じることが多く，以前から発癌の原因としてたばこによる温熱的刺激や化学的刺激，また，紫外線の刺激などが指摘されているが，他部位の癌と同様に必ずしも明らかではない．

　治療については，口唇の機能と整容性を十分に考慮し，多くの場合，放射線治療が選択される．しかし，浸潤癌の場合は再建の方法を検討したうえで切除術が行われる．

鑑別疾患

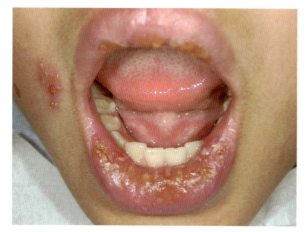

① 口唇ヘルペス
多発性の小びらん，一部は癒合している

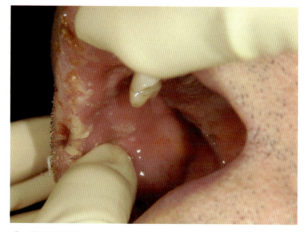

② 帯状疱疹
多発性で不正形のびらんを認める

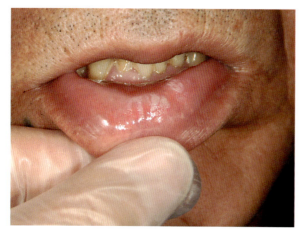

③ 扁平苔癬
斑状，一部線状の白斑と発赤の混在を認める

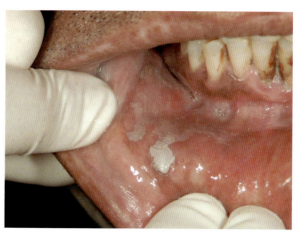

④ 白板症
境界明瞭で表面平滑な白斑を認める

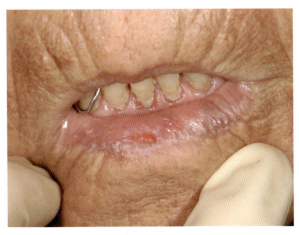

⑤ 開口部形質細胞症
発赤とびらん，一部には痂皮の付着がある

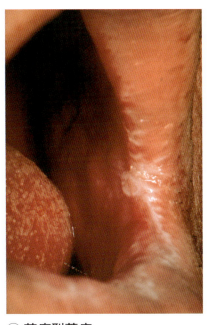

⑥ 苔癬型薬疹
口角から上下唇に網状の白斑を認める

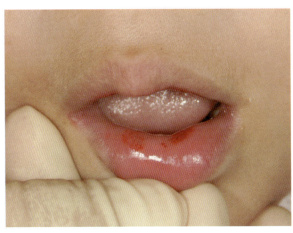

⑦ アレルギー性紫斑病
下唇粘膜面に生じた多発性の出血斑

Check Point 10

症例 2

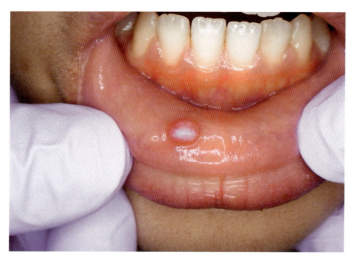

初診時．下唇内側にドーム状腫瘤を認めた

概要と経過

患者 18歳，女性

主訴 下唇にできものができた

現病歴

2012年6月下唇に腫瘤が出現，徐々に増大し，咬んでしまい，自壊し消失した．しかしながら，その後再度腫瘤が出現したため，当科を紹介され受診となった．

既往歴 喘息，胃腸炎

アレルギー，家族歴 特記事項なし

現症

右側下唇内側に径5mm大のドーム状腫瘤を認めた．周囲との境界は明瞭で表面は平滑，弾性軟を呈していた．

臨床診断 下唇粘液囊胞

処置および経過

2012年8月腫瘤周囲に紡錘形の切開を加え，一塊として切除した．病理検査の結果，粘液囊胞（溢出型）の診断であった．その後，創部の治癒は経過良好であり，当科は終診となった．

解説

小唾液腺の流出異常によって生じる囊胞状病変は粘液囊胞や粘液瘤と呼ばれ，日常の臨床でしばしば経験する疾患である．

病理組織学的に囊胞腔の内面に上皮がみられる停滞型と，上皮がみられない溢出型に

区別される．原因として前者は炎症や異物などによる導管の閉塞によって導管内部に唾液が貯留したと考えられるのに対し，後者は導管の損傷によって唾液が組織中に溢出したものと考えられている．若年者では溢出型が多く，高齢者では停滞型が多いといわれているが，ほとんどは溢出型である．

　好発部位は口唇，頬粘膜，口蓋，臼歯腺部，舌尖部など小唾液腺の分布に一致しているが，下唇に生じることが最も多い．内部に液体を含む半球状の軟らかい腫瘤であり，診断は容易であるが，咬んでつぶしたり，再発を繰り返すと線維化して硬くなることがある．表面よりやや深い部位に生じた場合には唾液腺腫瘍や非上皮性腫瘍との鑑別も必要になる．

　導管の損傷が軽度のときなどは自然に縮小することもあるが，基本的には外科的に切除する．切除するときに囊胞の周囲に小唾液腺が露出したり，肥大した小唾液腺を認めることがあり，これらの小唾液腺の処置を適切に行わないと再発の原因になる．

鑑別疾患

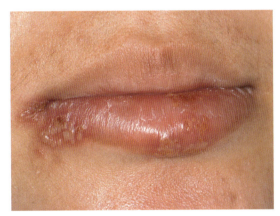

① 口唇ヘルペス
表在性で多発性の小水疱を認める

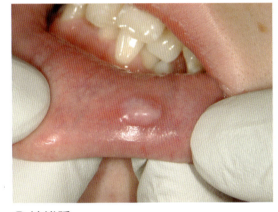

② 線維腫
半球状に隆起した充実性の小腫瘤

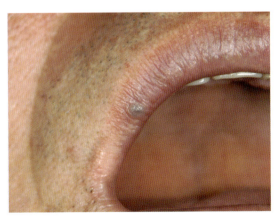

③ 静脈湖
暗紫色でわずかに隆起した病変を認める

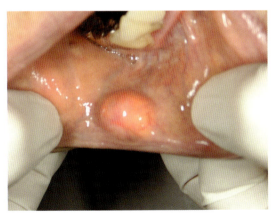

④ 脂肪腫
境界が明瞭で軟らかく，充実性の腫瘤性病変

症例3

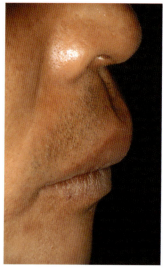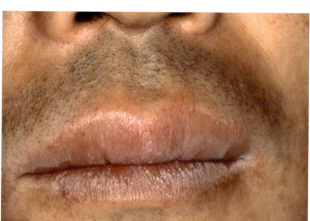

初診時．びまん性に硬く腫脹した上唇

概要と経過

患者 32歳，男性

主訴 上唇の腫脹

現病歴

10カ月ほど前から上顎左側臼歯部に歯痛を自覚し，同時に上唇に腫脹が生じたため近くの皮膚科を受診し，経過観察となった．その後，放置していたが，腫脹の軽減を認めないため当科に受診となった．

既往歴 特記事項なし

現症

顔貌は左右対称で，顔面神経麻痺は認めなかった．上唇に軽度の発赤を伴いやや硬い腫脹を認めた．また，6～8 部の頬側および口蓋側歯肉に軽度の発赤，腫脹を認めた．

臨床診断 肉芽腫性口唇炎

処置および経過

初診から1週間後，根尖病巣を認める6の抜歯術を施行，6の根管治療もあわせて行った．2週間後に症状に変化を認めないため，口唇の生検と根尖部に圧痛を認める8の根管治療を行ったところ根管より多量の排膿を認めた．病理組織学的に肉芽腫を認め，肉芽腫性口唇炎と診断した．1週間後には上唇の腫脹が消退傾向を認めたため8を原因歯と判断し，初診から1カ月半後，8の抜歯術を施行した．その後，上唇の腫脹は消退し，2カ月後に上唇の腫脹および発赤は完全に消失した．

解説

肉芽腫性口唇炎は無痛性でやや硬く，発赤を帯びた口唇の腫脹を特徴とする肉芽腫性病変である．病理組織学的には類上皮細胞，ラングハンス巨細胞を含む肉芽組織を認める．鑑別疾患としては，クインケ浮腫，カンジダ性口唇炎，接触口唇炎などがあげられる．顔面神経麻痺，溝状舌を伴う場合はメルカーソン・ローゼンタール症候群と診断される．クローン病やサルコイドーシスと関連することがある．原因についてはさまざまな説があり詳細は明らかでない．根尖性歯周炎や慢性歯周炎による病巣感染，また，金属アレルギーと関連する場合も報告されている．

治療としては，まずクローン病，サルコイドーシスの部分症であるかを検討し，これらが否定されれば病巣感染の原因として疑われる歯の治療を行う．これらの治療で効果のないときはステロイド薬が用いられる．ステロイド薬については病変部への局注が最も効果的である．

鑑別疾患

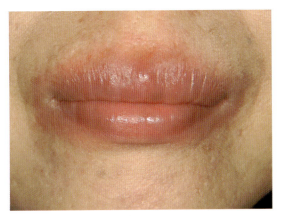

① カンジダ性口唇炎
　赤唇から周囲皮膚にかけての発赤

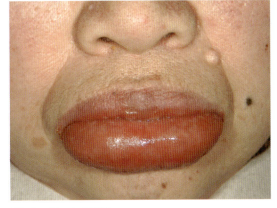

② クインケ浮腫
　軟らかく，浮腫性の下唇腫脹

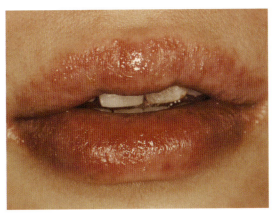

③ 接触皮膚炎（歯磨剤アレルギー）
　発赤が強く，多数の微小水疱形成を伴う

Check Point 10

写真供覧

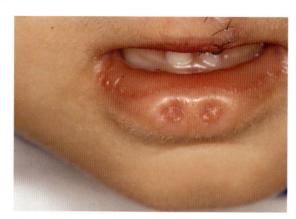

① 口唇瘻
下唇に対称性に 2 つの瘻孔を認める

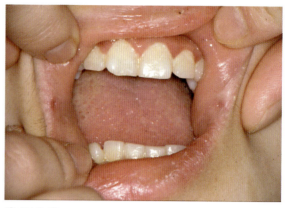

② 口角瘻
両側の口角に浅い瘻孔を認める

Check Point 11

小児

はじめに

　乳児期の口腔粘膜は角化の程度が低く，弾力がある．その後の顎顔面の成長発育に伴って，口腔の容積も増大し，各部位の口腔粘膜も分化し，それぞれの部位に特徴的な性状を示すようになる．

　小児の口腔粘膜疾患には，上皮真珠や萌出囊胞のような歯の萌出に関連したこの時期に特有の病変がみられる．また，乳歯の萌出，永久歯との交換などを通して咬合状態が不安定になることから，歯による外傷性の因子が考えられるリガ・フェーデ病，粘液囊胞特にブランダン・ヌーン囊胞などが生じる．さらに，乳幼児，小児期では免疫力の低下や抗体の産生が不十分なことから，ヘルペスウイルスの初感染のほか，手足口病，ヘルパンギーナなどのさまざまなウイルス感染やカンジダなどの真菌感染を発症しやすい環境にある（**表1**）．

表1 小児に生じる病変一覧

リガ・フェーデ病	類皮囊胞
ヘルパンギーナ	苺舌
手足口病	ブランダン・ヌーン囊胞
麻疹	エナメル上皮腫
風疹	血管腫
悪性リンパ腫	リンパ管腫
水痘	萌出囊胞
ヘルペス性口内炎	球状上顎囊胞
含歯性囊胞	ガマ腫
類表皮囊胞	甲状舌管囊胞

症例 1

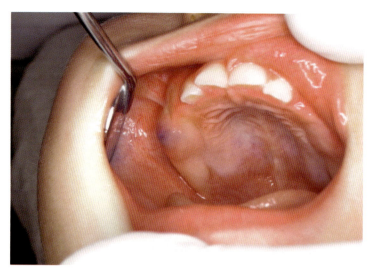

右側上顎臼歯部歯肉に半球状の膨隆を認める

概要と経過

主訴 右側上顎歯肉の膨隆

現病歴

約1カ月前に患者の母親が歯肉の腫脹を確認した．様子をみていたが消退しないため，近くの小児科を受診した．精査加療を目的に当科に紹介受診した．

既往歴，家族歴 特記事項なし

アレルギー 卵白，牛乳

現症

右側上顎臼歯部に 10mm 大の波動を触知する半球状の膨隆を認めた．表面粘膜は正常であったが，内部は青紫色を呈していた．

臨床診断 萌出囊胞

処置および経過

上記の診断で経過観察とした．初診から2カ月後に自然消失を認めた．

解説

乳歯あるいは永久歯が歯槽骨から軟組織に萌出した際に生じる囊胞性病変であり，通常，萌出歯の歯冠を覆うように腫脹し，内容液は半透明で，青紫色に透けてみえる．表面の上皮は滑沢で，無痛性である．しかし，咬合などの機械的刺激によって囊胞内部に出血をきたすと赤黒くなり，萌出性血腫と呼ばれる．一般に痛みはないが，囊胞が大きくなると違和感を感じ，食事を嫌がったり，奥歯で噛まずに前歯で食べ物を噛んだりすることがある．

治療としては萌出障害がまったくみられない場合は，処置の必要はない．経過をみて破れないようであれば，切開を行う場合がある．

鑑別疾患

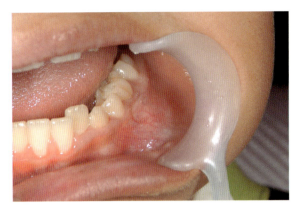

① 含歯性囊胞
下顎左側臼歯部に頬側歯肉に膨隆を認める

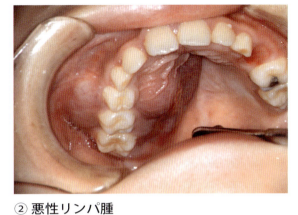

② 悪性リンパ腫
上顎右側歯肉から口蓋におよぶ多房性，弾性軟の膨隆を認める

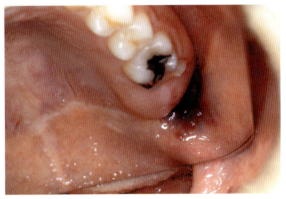

③ 血管腫
7 遠心歯肉粘膜下に暗赤色の腫瘤を認める

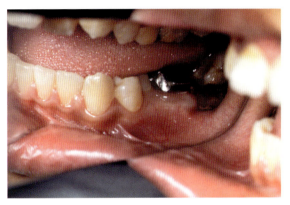

④ エナメル上皮腫
76 部歯肉に弾性硬の膨隆を認める（ミラー像）

症例 2

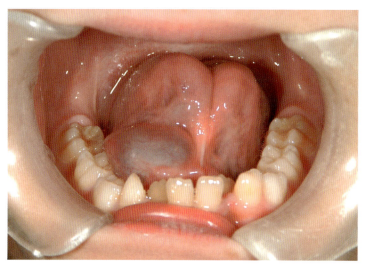

右側口底に波動を触れる半球状の膨隆を認める

概要と経過

患者 12歳，女児

主訴 口底部の腫脹

現病歴

1カ月前に口底部に腫脹を自覚した．経過をみていたが消退しないため，近くの歯科を受診し，精査加療目的に当科に紹介受診した．

既往歴 アレルギー性鼻炎

家族歴 特記事項なし

現症

右側口底部に半球状，半透明で波動を触知する 25×15mm 大の腫脹を認めた．

臨床診断 ガマ腫

処置および経過

外来で局所麻酔下に開窓療法を施行した．しかしながら3カ月後に再度腫脹を認めたため，局所麻酔下に再度開窓療法を施行した．口底粘膜，囊胞壁を含めて電気メスで切除し，内容液を排出させ，内部にアクロマイシン軟膏を塗布したガーゼを填入した．その後は再発は認めず，経過は良好である．病理組織学的にもガマ腫と診断した．

> **解説**

　舌下腺の停滞，溢出が原因で唾液が組織内に流出，貯留したもので，片側性に口底部に舌を押し上げるような形で腫脹が生じる．表面の粘膜は圧迫されて薄くなり，内容液が透けてみえ，これがガマの喉頭嚢に似ているのが病名の由来になっている．

　多くは顎舌骨筋の上方（舌下部）に限局するが，顎下部まで及ぶこともある．ときには顎下腺が原因で顎下部に腫脹をきたすことがあり，これを顎下型のガマ腫という．頻度については若年者に多く，女性が男性の約2倍となっている．鑑別疾患としては口底部に好発する類皮（類表皮）嚢胞があるが，これらは正中に好発し，被覆粘膜は正常色で，内容物がオカラ状で独特の感触を示すことなどから鑑別が可能であるが，MRIやCTなどの画像検査が有効である．

　治療としては全摘出を行うこともあるが，壁が薄いため破潰してしまうことが多く，そのような場合は開窓療法を選択し，嚢胞壁と口底粘膜を縫合する．あるいは嚢胞腔内にOK-432を注入する方法がある．再発を繰り返す場合は，原因となる舌下腺を摘出する方法も選択される．

鑑別疾患

類皮（類表皮）嚢胞，甲状舌管嚢胞

症例 3

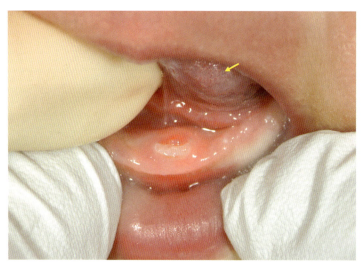

先天性歯に一致する舌下面に潰瘍を認める

概要と経過

患者 生後2カ月，男児

主訴 舌下面の潰瘍

現病歴

1カ月前に舌下面の潰瘍に母親が気づいた．その後も改善がないため，かかりつけ小児科を受診し，精査加療目的に当科に紹介受診した．

既往歴，アレルギー，家族歴 特記事項なし

現症

下顎前歯部に先天性歯を認め，同部に一致する舌下面に5mm大の潰瘍を認めた．

臨床診断 リガ・フェーデ病

処置および経過

先天性歯の切縁を削除し，経過観察したところ，約2週間後に潰瘍は上皮化した．

解説

乳幼児にみられる舌下面の潰瘍で，先天性歯や早期萌出歯による機械的刺激によって生じる．ときに肉芽組織の増生がみられることがある．

治療としては，原因となった歯の鋭縁を削合して経過をみるか，先天性歯の場合は抜歯を選択する．

鑑別疾患

① 苺舌（溶連菌感染症）

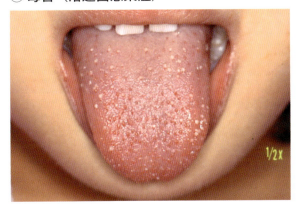

舌全体が腫脹し，茸状乳頭の肥大を認める

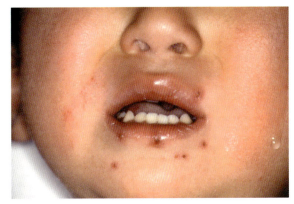

水疱が散見され，自壊し痂疲化している

② 手足口病

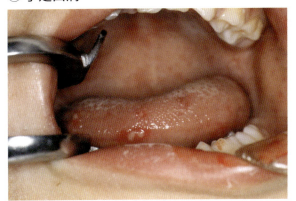

舌背〜舌下面に水疱の形成を認める

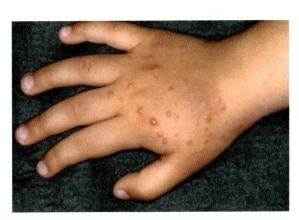

手背に多発した水疱を認める

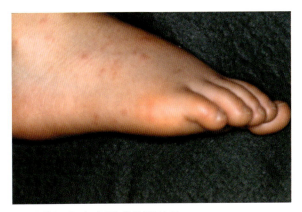

足背にも水疱形成を認める

Check Point 11

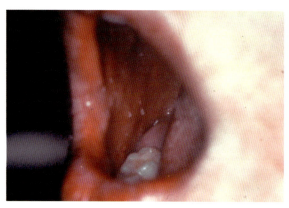

③ 麻疹
　舌，頬粘膜などに紅斑を伴う苔状の白斑（コプリック斑）を認める

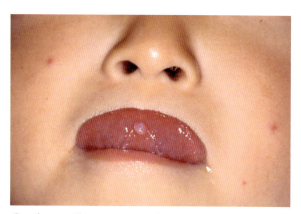

④ ブランダン・ヌーン嚢胞
　舌尖に半球状で半透明の腫瘤を認める

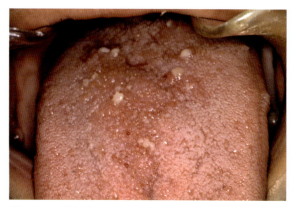

⑤ リンパ管腫
　舌背に白色および内部が透明な水疱様の小腫瘤を多数認める

第 III 章

全身疾患に関連した口腔粘膜疾患

Check Point 12

がんおよびがん治療

はじめに

　体の他の部位に生じた固形がんや血液系悪性腫瘍に関連して，口腔内に病変が生じることがある．また，このようながんの治療に関連した病変も，しばしば口腔粘膜に生じる．

　近年，周術期口腔機能管理が保険適応になり，他部位のがん患者さんの口腔内を詳細に観察したり，治療に伴う粘膜炎などを管理することも一般的になってきた．したがって，がんおよびがん治療に関連した口腔粘膜疾患について理解しておくことは，歯科医師にとっても重要な項目である．

がん

　表1に示すように，内臓の悪性腫瘍が口腔に転移することがある．最も多い転移部位は下顎骨の骨髄で，その場合は痛みや，オトガイ神経麻痺を生じる．これに対して，粘膜に転移を生じた場合は，腫瘤を形成する．特に歯肉に生じた場合は，エプーリス状に増殖する．

　血液系悪性腫瘍として悪性リンパ腫があるが，そのなかで非ホジキンリンパ腫の節外病変が口腔粘膜に生じることがある．口腔扁平上皮癌に比べ，深い潰瘍と顕著な骨吸収像が特徴的である．下顎に生じるとすみやかに下歯槽神経を障害し，オトガイ神経麻痺を生じる．一方，リウマチ患者の治療薬として，メソトレキセートが使用されているが，10年以上の長期間使用した患者でリンパ増殖性疾患を発症した症例報告が近年増加している．

　内臓の悪性腫瘍に関連して生じる口腔粘膜病変を表2に示す．このなかで，腫瘍随伴性天疱瘡は口腔粘膜症状が必発する．腫瘍随伴性天疱瘡では口腔粘膜に広範囲にびらんを生じるが，特に口唇のびらんが特徴的である．また，腫瘍随伴性天疱瘡の場合は，上皮細胞のさまざまなタンパクに自己抗体が産生されるほかに細胞性免疫の異常も伴うため，初期には口腔扁平苔癬様の病変を生じることがある．

　黒色表皮腫は皮膚では腋窩や鼠径部など機械的刺激の加わるところに生じるが，口腔では口蓋が好発部位で乳頭状の増殖が特徴である．皮膚の場合は褐色であるが，口腔ではほとんど正常な粘膜色を呈しているか，わずかに褐色をおびている．

表1 内臓悪性腫瘍と口腔粘膜症状・1

1. 内臓悪性腫瘍の口腔粘膜への転移性病変
   口腔症状：エプーリス状の有茎性腫瘤
2. 口腔粘膜に生じる血液・リンパ系悪性腫瘍
   口腔症状：・歯肉の腫脹と出血，潰瘍を伴った硬結，紫斑など……………白血病
   　　　　　・深い潰瘍を伴った腫瘤………………………………………………悪性リンパ腫

（神部芳則，出光俊郎．日常臨床に役立つ全身疾患関連の口腔粘膜病変アトラス．医療文化社，2011．）

表2 内臓悪性腫瘍と口腔粘膜症状・2

口腔症状	皮膚科的疾患名	原疾患
褐色の乳頭状増殖	黒色表皮腫（黒色表皮肥厚症）	胃癌，肺癌など
粘膜の浮腫・紫斑	皮膚筋炎	胃癌，乳癌，肺癌など
びらん，潰瘍	水疱性類天疱瘡	膵癌，乳癌，肺癌など
びらん，潰瘍	腫瘍随伴性天疱瘡	悪性リンパ腫
舌乳頭，粘膜の萎縮，色素斑	紅皮症	白血病，内臓固形癌
巨舌	アミロイドーシス	白血病，多発性骨髄腫
アフタ	スウィート病	骨髄異形成症候群
紫斑	紫斑病	白血病
その他にカンジダ症，帯状疱疹，単純疱疹など		

（神部芳則，出光俊郎．日常臨床に役立つ全身疾患関連の口腔粘膜病変アトラス．医療文化社，2011．）

　多発性骨髄腫に関連してアミロイドーシスもしばしば口腔粘膜に生じる．アミロイドーシスは線維性構造をもつ不溶性タンパクが組織や臓器に沈着し，その機能を傷害する予後不良の疾患である．全身性アミロイドーシスと限局性アミロイドーシスに分けられるが，口腔に生じるのはほとんど全身性である．沈着するタンパクの種類によってALアミロイドーシス（免疫グロブリン軽鎖），AAアミロイドーシス（血清アミロイドA），Aβ2Mアミロイドーシス（β2ミクログロブリン）などがある．多発性骨髄腫に関連するのはALアミロイドーシスで，沈着部位は舌が好発部位である．一般には小腫瘤状の病変を形成するが，ときには潰瘍を生じることがある．病理組織学的に診断するが，心臓，肝臓，腎臓などさまざまな器官にアミロイドが沈着するので，画像検査などの全身の精査が必要になる．

がん治療

　がんの治療に関連して生じる口腔粘膜病変は，がん化学療法や放射線療法に伴う口腔粘膜炎と，真菌やウイルス感染症，さらに骨髄抑制，免疫低下による歯周病や根尖病巣の急性化などである．

　口腔粘膜上皮は代謝が比較的活発であるため，抗がん剤の影響を受けやすく，広範囲にびらんを生じる．口腔がんの放射線治療に際しては口腔粘膜炎は必発である．30Gyくらいから粘膜の発赤を生じ，やがてびらんになり，広範囲に広がる．このとき，適切な口腔ケアを行わないと二次的に感染を生じ，症状が増悪する．化学療法あるいは放射線療法を完遂するためには口腔管理がきわめて重要である．

　真菌感染は急性偽膜性カンジダ症がほとんどで，容易に剥離できる白斑を多発性に生じ，診断は比較的容易である．ウイルス感染の多くはヘルペスウイルスによるものであるが，そのほかにサイトメガロウイルスがある．ウイルス感染の症状は多発性の小さな水疱やびらんであるが，深い潰瘍状を呈することがある．

　がん治療に関連した口腔粘膜病変については，早期に適切に対応することが重要で，対応が適切に行われないとがん治療が継続できなくなったり，また，食事摂取が困難になるなど患者さんのQOLを著しく低下させてしまうことにもなる．

症例供覧

患者 79歳，女性
経過

5年前に右腎細胞癌に対し腫瘍切除術が施行されていた．舌尖部に腫瘤を認めて近くの口腔外科を受診，生検にてグラヴィッツ腫瘍と診断された．加療目的に当科に紹介受診となった．

舌尖部に表面がびらん状で，拇指頭大の腫瘤性病変があり，腫瘤のため舌の運動障害を認めた．自発痛や接触痛，圧痛等は認めなかった．腎癌の舌転移の診断のもと，QOLの改善目的に腫瘍切除術を施行．その後，軽快退院となり，紹介元の口腔外科にて経過観察となった．

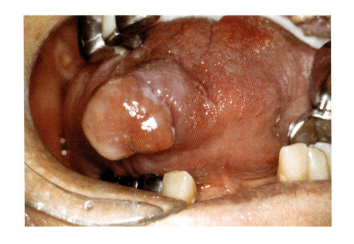

患者 73歳，男性
経過

約2カ月前からの重症急性膵炎に対する入院加療中に口腔内のびらんを自覚．悪化傾向にあることから当科に紹介受診となった．

口唇，頰粘膜，舌下面にびらんが多発し，口唇には痂皮も認めた．天疱瘡を疑い生検を施行し，当院皮膚科に対診した．全身検索にて前縦隔に腫瘍性病変を認め，呼吸器外科にて腫瘍切除術を施行し，胸腺腫であったことから，最終的に腫瘍随伴性天疱瘡と診断した．ステロイド療法を開始し，現在も経過観察中である．

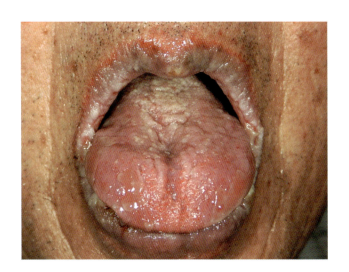

Check Point 12

患者 74歳，男性

経過

　2年前に多発性骨髄腫の診断の受け，化学療法が開始された．

　半年前から舌にびらんを生じ，徐々に膨隆状になってきたことから当科を受診した．生検を施行し，病理組織学的に多発性骨髄腫に伴うアミロイド沈着の診断であった．血液内科に全身検索を依頼したところ，心臓，腎臓にも沈着を認めた．アズノールうがい液4%®を使用し経過をみていたが，1年2カ月後に原病死となった．

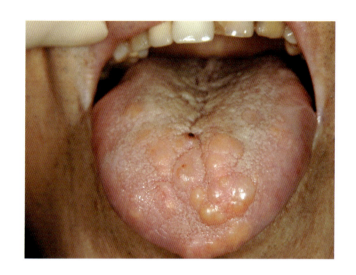

患者 40歳，男性

経過

　舌腫瘍を主訴に当科を受診した．生検にて扁平上皮癌と診断し，全身麻酔下に舌部分切除術，頸部郭清術，再建術を施行．術後治療として化学放射線療法を施行した．

　治療開始1週間後より粘膜炎が出現，頬粘膜から咽頭部にかけて，また下唇粘膜にもgrade 2程度の粘膜炎が出現した．粘膜炎による接触痛に対し，キシロカインビスカス2%®による含嗽およびアズノール軟膏0.033%®塗布で対応した．また，歯科衛生士による専門的な口腔ケアを継続し，化学放射線療法を終了した．

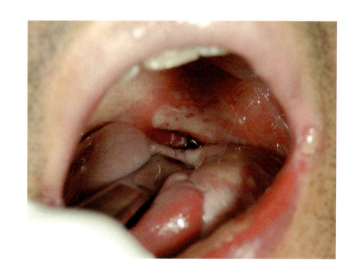

患者 47歳，男性
経過

　急性骨髄性白血病に対し骨髄移植を施行したが，移植後3カ月で再発，当院血液内科にて腫瘍縮小目的に化学療法中に，急速に口内炎が出現した．増悪傾向にあることから当科に紹介受診となった．

　口腔内は口蓋を中心に壊死組織が増大し，重曹水で清拭すると外周の壊死組織は容易に剥離でき，中心部は易出血性であった．生検の結果，白血病細胞の口腔粘膜浸潤と診断された．緩和目的に口腔内に放射線照射施行，当科では可能な範囲で口腔ケアを施行したが，当科受診2カ月後に原病死となった．

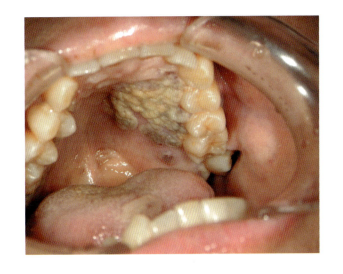

患者 53歳，男性
経過

　7年前に非ホジキンリンパ腫と診断され，当院血液内科にて化学療法を施行した．5年前下顎左側歯肉腫脹が出現，顎下リンパ節腫脹を認めたため，非ホジキンリンパ腫の再発，歯肉浸潤が疑われ化学療法施行した．2年前より下顎左側歯肉の腫脹，排膿を繰り返すようになり，当科に紹介受診となった．

　生検の結果，サイトメガロウイルス感染症と診断され，血液内科にて乾燥イオン交換樹脂処理ヒト免疫グロブリン（ガンマガード®），ガンシクロビルを投与するとともに，下顎左側歯肉肉芽掻爬術を施行した．

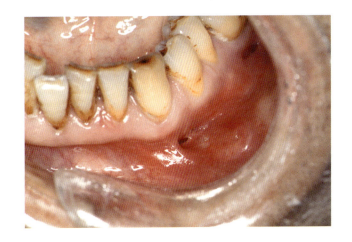

Check Point 12

患者 45歳，女性
経過

　2カ月前から左側頬部の腫脹を自覚した．徐々に増大傾向を示したことから近くの医院を受診した．CTにて左側顎下腺に腫瘤を認めたため，当科に紹介受診した．全身麻酔下にて組織生検施行したところ顎下腺悪性腫瘍の診断であったため，初診2カ月後，腫瘍切除術，頸部郭清術を施行した．

　術後治療としての化学放射線療法施行中，粘膜炎とともに頬粘膜に白苔も出現したため，口腔カンジダ症と診断．疼痛コントロール目的でのNSAIDs内服やキシロカインビスカス2%®を用いた含嗽，重曹水による通常の口腔ケアに加えファンギゾンシロップ®も併用し，白苔は消失した．

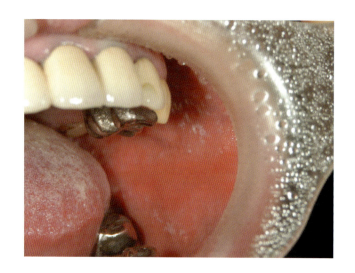

患者 75歳，男性
経過

　6年前より多発性骨髄腫に対し近くの総合病院血液内科にて未告知のまま1回/月でゾメタ®を使用した．近くの歯科にて2年前に 6| を，4カ月前に |3 を抜歯した．抜歯の事後報告を受け，ゾメタ®を中止した．

　|3 部に骨露出を認め，改善がないため当科に紹介受診した．ビスフォスフォネートによる顎骨壊死（ステージ2）と診断，感染症科の介入のうえで抗菌薬および抗菌性洗口剤を併用し，保存的な治療を継続し，骨露出部は縮小傾向を示している．

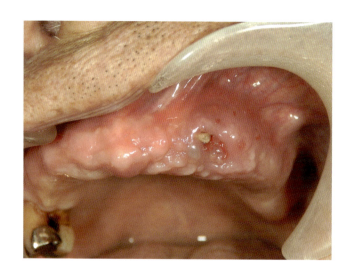

Check Point 13

血液疾患

はじめに

内科疾患，特に血液疾患と口腔粘膜症状は深い関連がある．血液疾患と関連する口腔症状には，血液疾患そのものによる口腔粘膜症状のほかに，造血幹細胞移植による移植片対宿主病（graft versus host disease；GVHD）の粘膜病変，化学療法による免疫不全に基づく症状，抗腫瘍薬や免疫抑制薬の副作用によるものなどがある．

特に，急性白血病や特発性血小板減少性紫斑病，血友病などでは，抜歯後出血や歯肉出血が初発症状となることもあるので，口腔内の異常出血，血腫はもちろんのこと，紫斑，結節，潰瘍においても血液疾患が原因である可能性を念頭におく必要がある．

血液疾患の口腔粘膜病変（**表1**）は口腔症状や口腔病変が診断の端緒となるほか，口腔内の衛生状態の改善が，全身状態にも影響を与えるため，口腔内科の役割は大きい．

血液疾患の診療における感染症では，日和見感染症の頻度がきわめて高く，その種類も多彩である．口腔カンジダ症と単純ヘルペスの両者の合併例などもあり，病像が修飾されるほか，通常よりも重症で難治になる．GVHDでは内科的症状以外に，皮膚，粘膜症状があり，診断，治療，ケアに対して，歯科医，皮膚科医をはじめ，口腔ケア[1]や栄養に関わる多職種の連携が重要である．

表1 血液疾患と関連する口腔病変

口腔病変	血液疾患そのものによるもの a）出血傾向（異常出血・紫斑・血腫） b）腫瘤・潰瘍
	移植片対宿主病によるもの a）口内炎 b）扁平苔癬様症状 c）口腔乾燥症状
	免疫不全によるもの 日和見感染症（真菌やウイルス）
	薬剤によるもの

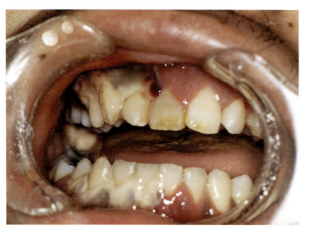

図1　再生不良性貧血における歯肉壊死

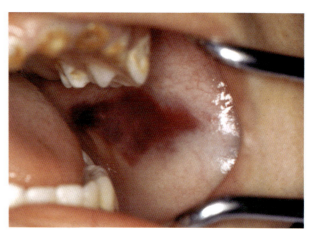

図2　血友病の頬粘膜の紫斑（斑状出血）

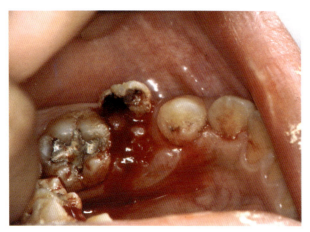

図3　フォン・ヴィレブランド病の歯肉出血

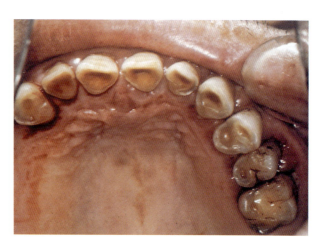

図4　無フィブリノーゲン血症の歯肉出血

血液疾患

1）出血傾向（血液疾患）による歯肉出血・血腫

　白血病やそれに伴う播種性血管内凝固症候群（disseminated intravascular coagulation：DIC）では出血傾向があり，止血困難な歯肉出血などがみられる．再生不良性貧血による血小板減少（図1）や，先天性第Ⅴ因子欠乏症，血友病（図2），フォン・ヴィレブランド病（図3），無フィブリノーゲン血症（図4）による凝固異常でも異常出血や血腫がみられる．したがって，歯肉出血や口腔内血腫などでは基礎疾患としての血液疾患の潜在を，まず考慮する必要がある．凝固因子欠乏では斑状出血，関節内出血，筋肉内出血，臓器出血などの深部出血がみられる[2]．

　近年，第Ⅷ因子インヒビターによる後天性血友病[3]が注目されている．これまで出血傾向のなかった患者に抜歯後出血や血腫など，口腔内出血症状から診断に至ることもある．本症は20～30歳代に好発し，自己免疫性疾患（関節リウマチ，全身性エリテ

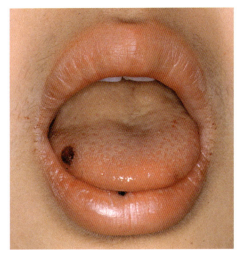
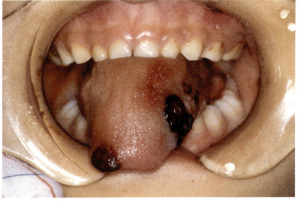

図5　特発性血小板減少性紫斑病における舌の血腫

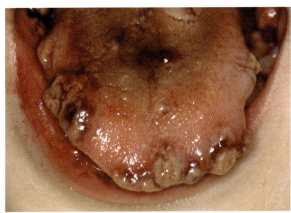
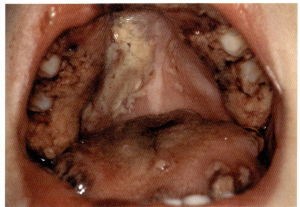

図6　アナフィラクトイド紫斑病（IgA血管炎）における出血性水疱と潰瘍

マトーデス）や悪性腫瘍に伴うことが多く，75％は何らかの基礎疾患を有しているので，頭の片隅においておくべき疾患である．

2）紫斑病

　皮膚と粘膜が同時に侵される．特発性血小板減少性紫斑病（ITP，図5）では，自己抗体による血小板の減少をきたす自己免疫性疾患で，口腔内出血や血腫を契機に診断される例も少なくない．近年，ITPは免疫血小板減少症とよばれている．

　一方，血液疾患ではないが，血管炎による紫斑病としてアナフィラクトイド紫斑病（IgA血管炎）がある．小児例と成人例があり，関節痛，消化器症状，腎症を伴うことがある．本症は皮膚粘膜の真皮浅層の小型血管にIgAの沈着する血管炎であり，下腿に多発する点状の出血斑，出血性丘疹を主症状とする．口腔粘膜に生じることはまれであるが，皮膚と同様の点状出血斑（紫斑），出血性水疱，丘疹を生じることもある（図6）．また，歯科治療によってアナフィラクトイド紫斑が誘発されることがある[4]．

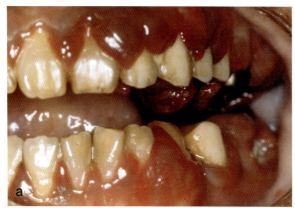
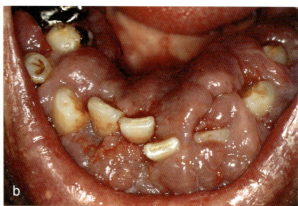

図7　急性白血病
　　a：白血病性歯肉炎．b：顆粒球肉腫

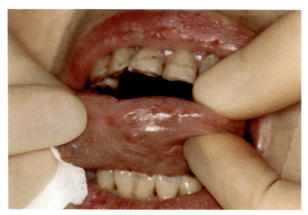

図8　アミロイドーシス
　　骨髄腫に合併した全身性アミロイドーシスでみられた舌の結節

3）白血病・悪性リンパ腫（直接浸潤）

　白血病や悪性リンパ腫では皮膚と同様，腫瘍細胞が粘膜に浸潤するために口腔内に腫瘤，潰瘍（図7）を生じる[5]．白血病性歯肉炎や顆粒球肉腫という診断名も，白血病細胞の粘膜への浸潤を意味する．

　病理組織学的には，腫瘍細胞が上皮下に密に浸潤している．歯肉増殖はフェニトインやニフェジピンでも生じるが，白血病を疑って血液検査をすることも重要である．

4）アミロイドーシス

　全身性アミロイドーシスのうち，血液疾患と関連のあるものは，免疫グロブリンL鎖由来のアミロイドL鎖が沈着するALアミロイドーシスで，多発性骨髄腫の患者にみられる[6]．全身性アミロイドーシスでは巨舌を生じるほか，口腔内に結節や腫瘤を形成する（図8）．病理組織学的にはアミロイドの沈着がみられ，コンゴ赤染色やダイロン染色などで確認する．

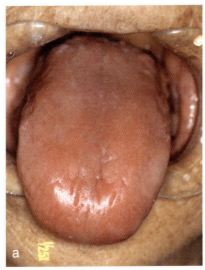
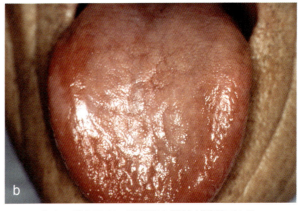

図9 貧血に伴う舌炎．舌乳頭の萎縮が顕著である
　　a：プランマー・ビンソン症候群．舌炎，嚥下困難，匙状爪を伴う
　　b：胃切除後のビタミン B_{12} 欠乏によるハンター舌炎．赤く平らな舌を呈する

5）貧血に伴う舌変化（プランマー・ビンソン症候群舌炎とハンター舌炎）[7]

　鉄欠乏性貧血では，舌乳頭の萎縮や発赤などの舌炎がみられる．プランマー・ビンソン症候群は舌乳頭の萎縮を呈する舌炎，口角炎，嚥下障害からなる疾患で，咽頭や食道にも萎縮性変化がみられる（図9a）．また，ハンター舌炎は胃粘膜萎縮，内因子の低下によって引き起こされる萎縮性舌炎で，ビタミン B_{12} 欠乏によるものである（図9b）．
　症状として疼痛や味覚異常を訴える．舌乳頭の萎縮のため，赤く平らな舌を呈する．治療は血液疾患に対する治療を行う．

造血幹細胞移植後の口腔合併症（移植片対宿主病）

　白血病や悪性リンパ腫，多発性骨髄腫などに造血幹細胞移植が頻繁に行われるようになり，移植片対宿主病（GVHD）の予防投薬時や治療時の口腔ケアの役割が大きくなっている[8]．GVHDは骨髄移植や幹細胞移植後などに，提供者由来の免疫担当細胞（主としてTリンパ球）が宿主のHLAを非自己と認識し，活性化することにより生じる[1,9]．
　移植後100日以内に生じる急性GVHDと，それ以降に生じる慢性GVHDがあり，急性GVHDでは薬疹と紛らわしい中毒疹，下痢，肝障害をきたし，慢性GVHDでは口腔乾燥症状，扁平苔癬様の口腔粘膜疹や皮膚には色素沈着，色素脱失，強皮症に類似した皮膚硬化や拘縮を呈する（図10）．

Check Point 13

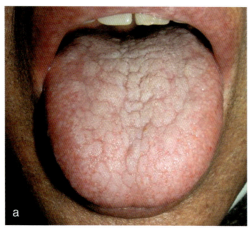
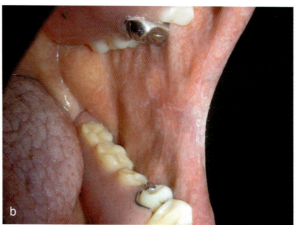

図10　慢性GVHDにおける口腔扁平苔癬様病変
　a：舌の白色角化性病変
　b：頬粘膜の網状（レース状）白斑

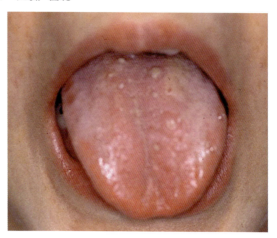

図11　水痘
　　　縦隔リンパ腫治療中の水痘舌病変

免疫不全に伴う感染症

1）ヘルペスウイルス感染症（水痘，帯状疱疹，単純ヘルペス，サイトメガロウイルス）

　造血幹細胞移植では，放射線照射，抗癌剤，GVHD発症，ステロイド投与による免疫低下により，さまざまな感染症を併発する．多くの例で，診断は視診で行われる．

　水痘はVZVによる全身感染症であり，顔面をはじめ，口腔粘膜，体幹四肢に紅暈を伴う中心臍窩を呈する水疱が多発する（図11）．

　帯状疱疹は水痘帯状疱疹ウイルスの活性化による疾患で，口腔粘膜では三叉神経第2枝，第3枝が侵されると罹患側の口腔粘膜に水疱やびらんがみられる．口腔周囲の病変ではしばしば，単純ヘルペスか帯状疱疹か紛らわしい症例がある．

　単純ヘルペスは通常，小水疱が口唇周囲にみられるが，初感染では口腔粘膜にヘルペス性歯肉口内炎を生じ，激しい疼痛，発熱，摂食困難，など全身症状を伴う（図12）．
　免疫不全の帯状疱疹，単純ヘルペスは，臨床的に重症化，すなわち潰瘍も大きく，深く

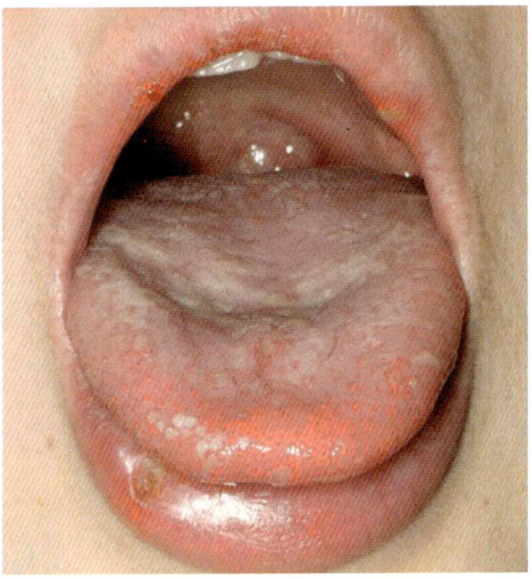

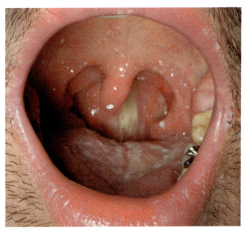

図12 ヘルペス性歯肉口内炎（単純ヘルペス初感染）
舌先端および口唇に小水疱が多発している

図13 口腔カンジダ症
HIV感染症患者の口蓋および舌の白苔

なりやすい．単純ヘルペスや水痘，帯状疱疹の簡便な検査では，ツァンクテストがあり，水疱底を綿棒で擦過し，スライドガラスに塗布し，ギムザ染色を行う．上皮細胞が空胞化，多核巨細胞となっている像がみられる．また，蛍光抗体法によるウイルス抗原検査，免疫クロマト法，血清抗体価測定，病理組織検査，リアルタイムPCR法，LAMP法（Loop-Mediated Isothermal Amplification），ウイルス分離などがある[10]．

治療としては，単純ヘルペスや帯状疱疹ではアシクロビル，バラシクロビル，ファムシクロビルの全身投与が基本である．2017年，アメナメビルも抗ヘルペスウイルス薬として登場した．

2）口腔真菌症，口腔カンジダ症，侵襲性口腔アスペルギルス症

口腔真菌症のなかで最もよくみられるのは口腔カンジダ症で，多くは *Candida albicans* による．白血病などの化学療法や造血幹細胞移植後の免疫抑制状態でみられ，重症化することがある．

臨床病型は白苔を有する偽膜を形成するタイプが多く（図13），頰粘膜のびらん，白苔，舌の白苔のほか，口唇や口角に病変が及ぶことがある．自覚症状はないこともあるが，疼痛，灼熱・違和感，味覚障害が生じる．診断の確定は，苛性カリ（KOH）直接鏡検法で，仮性菌糸を認めることが重要である．真菌培養で *Candida albicans* が分離されても，常在菌であるためにカンジダ症と確定することはできない．病原性を発揮しているという証拠にはKOH法で仮性菌糸を確認することが必須であり[11]，この点を強調したい．

治療はイトラコナゾール内用液，ミコナゾールゲルなどを用いる．うがい，歯磨き，義歯の手入れなどが必要である．また，侵襲性カンジダ症といわれ，カンジダ性敗血症，中枢神経，尿路系，心血管系感染症を呈することもある．さらに，血液悪性腫瘍の治療時には，免疫不全状態から *Cryptococcus* や *Fusarium* などによる敗血症も起こることがある．Aspergilus 属は環境中に広く存在し，粘膜では侵襲性口腔アスペルギルス症を生じることもあり，血管内塞栓の形成から口蓋や歯肉の潰瘍，壊死などを生じる．

Check Point 13

症例供覧

患者 72歳，男性（宮城県石巻市出身）
経過
　顔面，前腕の丘疹で発症し，口腔粘膜，咽頭，喉頭に潰瘍形成を認め，さらに手，足，指趾の壊疽，血疱，紫斑がみられた（**1-1，1-2**）．末梢血では，白血球数は正常であるが，異型リンパ球を10％に認めた．皮膚紅斑部の生検組織では浸潤するリンパ球に大型芽球化や核の切れ込みなど異型性がみられ，表皮内にポートリエ微小膿瘍を認めた．

解説

　本例では，皮膚および口腔粘膜，咽頭，喉頭に潰瘍を認めた．白血球数は正常下限で，異型リンパ球は1％，抗HTLV-1抗体陽性であった．病理組織像は皮膚T細胞リンパ腫であり，くすぶり型成人T細胞白血病（adult T cell leukemia/lymphoma：ATLL）と診断した[12]．

　ATLLの原因ウイルスはHTLV-1であり，母乳感染が知られており，九州，沖縄地方に多い．ほかの白血病と同様に，皮膚や口腔粘膜に浸潤し，丘疹，結節，潰瘍を呈する[13]．ATLLでは紅斑や丘疹・結節，潰瘍，紅皮症など多彩な皮疹が知られている[12,13]．また，咽頭や喉頭，扁桃に病変を生じ，声のかすれや咽頭痛を生じることもある[12]．表皮，粘膜上皮にも浸潤し，表皮内に異型リンパ球からなる膿瘍（ポートリエ微小膿瘍）を形成する．末梢血では特有の脳回転状核をもつ異型リンパ球（flower cell）がみられる．

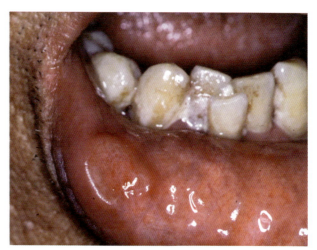

1-1 下口唇粘膜の結節と潰瘍

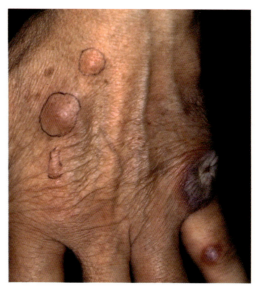

1-2 手背の皮内結節（○印）と紅斑，水疱

文献

1) 牟田　毅ほか．造血幹細胞移植後の口腔領域合併症．日口内誌．2013；19：35-47．
2) 窓岩清治．重篤な出血傾向．血液内科ゴールデンハンドブック．小澤敬也，坂田洋一編集．南江堂，2011；5-7．
3) 三室　淳．血友病．血液内科ゴールデンハンドブック．小澤敬也，坂田洋一編集．南江堂，2011；209-211．
4) 関　玲子ほか．アナフィラクトイド紫斑　歯科治療に伴い紫斑の再燃がみられた症例．Visual Dermatol．2011；10：1186-1187．
5) 神部芳則，出光俊郎．白血病／悪性リンパ腫．全身疾患関連の口腔粘膜病変アトラス．草間幹夫監修．医療文化社，2011；38-41．
6) 永井　正．アミロイドーシス．血液内科ゴールデンハンドブック．小澤敬也，坂田洋一編集．南江堂，2011；166-167．
7) 神部芳則，出光俊郎．貧血による舌炎．全身疾患関連の口腔粘膜病変アトラス．草間幹夫監修．医療文化社，2011；28-29．
8) 吉増秀實．口腔ケア．内科．2014；114：1266-1267．
9) 出光俊郎，神部芳則．血液疾患でみられる皮膚粘膜所見．血液内科ゴールデンハンドブック．小澤敬也，坂田洋一編集．南江堂，2011；78-82．
10) 太和田知里，清島真理子．ヘルペスウイルス感染症診断の進め方．MB Derma．2014；215：52-58．
11) 比留間政太郎．カンジダ症．一冊でわかる皮膚真菌症．望月　隆編．文光堂，2008；123-129．
12) 出光俊郎ほか．潰瘍形成および指趾の壊疽を伴った成人T細胞白血病の1例．臨床皮膚科．1987；41：355-360．
13) 翁　家国．成人T細胞白血病／リンパ腫．血液内科ゴールデンハンドブック．小澤敬也，坂田洋一編集．南江堂，2011；145-148．

Check Point 14

消化器，呼吸器，内分泌代謝疾患

はじめに

　口腔は食物の摂取の最初の過程をつかさどり，消化管の入口であると同時に，また呼吸器の入口でもある．したがって，これらの部位に生じる疾患に関連した病変が，口腔にも生じることがある．消化器疾患，特に大腸の疾患に関連した病変は比較的多く，重要である．

　一方，内分泌代謝疾患との関係については，糖尿病と歯周病の関係が多くの注目を集めている．糖尿病では歯周病のほかにも口腔乾燥症による舌乳頭の萎縮や逆に黒毛舌の発症，カンジダ症などが口腔粘膜に生じる．その他にも内分泌系の異常に関連した病変についても解説する．

消化器疾患

　消化器疾患と関連する口腔粘膜病変を**表1**に示し，その主なものについて説明する．

　ポイツ・ジェガーズ症候群は常染色体優性遺伝で，皮膚粘膜の色素斑と消化管のポリポーシスを主症状とする．原因遺伝子は19番染色体短腕のLKB1/STK11遺伝子の変異と考えられている．口腔では口角から口唇に多数の小さな黒色色素斑が特徴的である．

　口腔扁平苔癬の患者には肝炎ウイルスの罹患率が高いことが報告されており，口腔扁平苔癬と肝炎の関連が指摘されている．しかし，このような報告は日本とイタリアのみであり，他の国では関連は指摘されていない．したがって，本当に口腔扁平苔癬と肝炎とに関連があるのかは明らかではない．しかしながら，肝機能が異常値を示したり，インターフェロン療法を受けている患者ではびらん型が多く，症状が強い傾向にある．

　クローン病は消化管に慢性肉芽腫性病変を生じる病変であるが，10～48％の患者で口腔内に病変を伴うと報告されている．口腔粘膜の症状は口唇の腫脹(肉芽腫性口唇炎)，潰瘍，口角炎，歯肉の発赤を伴う腫張，ポリープ状あるいは結節性の腫瘤，多発性のアフタなどがあり，かなり多彩である．

　潰瘍性大腸炎，セリアック病（グルテン過敏症），過敏性腸症候群などの大腸や小腸に生じる疾患では，多発性のアフタを生じる．この場合，ウイルス感染に類似した疱疹状潰瘍型のアフタが特徴的であり，一般に難治性である．

表1 消化器疾患と口腔粘膜症状

疾患名	病態	口腔症状
ポイツ・ジェガーズ症候群	遺伝性疾患（常染色優性）	口腔・粘膜の色素斑
肝炎，肝硬変	ウイルス感染	扁平苔癬，舌炎，クモ状血管腫
肝機能異常	アルコール障害	巨舌
潰瘍性大腸炎	不明	再発性アフタ，潰瘍，カンジダ症
クローン病	不明	再発性アフタ，潰瘍，腫瘤，肉芽腫性口唇炎，口角炎，歯肉炎
セリアック病（グルテン性腸症）	グルテン過敏	再発性アフタ，潰瘍，カンジダ症
腸性肢端皮膚炎	亜鉛欠乏	口唇周囲の水疱，膿疱，びらん
ペラグラ	ニコチン酸欠乏	粘膜の萎縮，発赤，口角炎
ヘモクロマトーシス	鉄代謝異常	小唾液腺に一致した色素斑

（神部芳則，出光俊郎．日常臨床に役立つ全身疾患関連の口腔粘膜病変アトラス．医療文化社，2011．）

呼吸器疾患

呼吸器疾患に関連して口腔粘膜に生じる疾患を表2に示す．特に重要なものはサルコイドーシスと結核である．

サルコイドーシスは全身性の肉芽腫性病変で，主病変は肺，肺門部リンパ節，皮膚，眼などであるが，口腔内病変を合併することがある．口腔症状は境界明瞭な腫瘤状あるいは結節状の病変で，潰瘍を伴うことがある．

結核では口腔粘膜に潰瘍を形成し，現在でもまれに報告例がある．口腔症状は深く穿掘性の潰瘍が特徴といわれている．

表2 呼吸器疾患と口腔粘膜症状

疾患名	口腔症状
呼吸不全	チアノーゼ
右心不全	浮腫
サルコイドーシス	腫瘤，結節
結核	潰瘍
肺癌	黒色表皮腫，転移性病変

（神部芳則，出光俊郎．日常臨床に役立つ全身疾患関連の口腔粘膜病変アトラス．医療文化社，2011.）

内分泌代謝疾患

内分泌代謝疾患に関連した口腔粘膜疾患を表3に示す．

歯周病は糖尿病の第6番目の慢性合併症といわれ，歯周病と糖尿病の相互関係が注目されている．その他，糖尿病に起因する口腔乾燥症が強くなると平滑舌を生じたり，口腔ケアが不十分な場合は色素産生菌が増殖し黒毛舌が生じる．また，カンジダ感染により口角炎，口角亀裂や白苔の付着を生じる．

アジソン病は副腎の機能不全による副腎皮質ホルモンの分泌低下に起因する疾患で，しだいに皮膚と粘膜が黒褐色に変化する．口腔粘膜では口唇，歯肉，頬粘膜などの機械的刺激を受けやすい部位に生じる傾向があるが，びまん性に広範囲に生じる場合もある．

クッシング症候群はコルチゾールの慢性的な過剰状態による症候群で，顔面頬部の毛細血管拡張と潮紅を伴った満月様顔貌が特徴的である．口腔粘膜に特徴的な変化はないが，カンジダ症を発症することがある．

表3 内分泌代謝疾患と口腔粘膜症状

疾患名	病態	口腔症状
糖尿病	糖代謝異常	口腔乾燥，舌乳頭萎縮，口角炎，カンジダ症
粘膜水腫	甲状腺機能低下	口唇の腫大，巨舌
クッシング症候群	血中コルチゾール過剰	カンジダ症
アジソン病	副腎皮質機能低下	口唇，頬粘膜，舌の色素斑
グルカゴノーマ症候群（壊死性遊走性紅斑）	膵分泌細胞腫瘍（グルカゴノーマ）	口唇炎，口角炎，舌炎

（神部芳則，出光俊郎．日常臨床に役立つ全身疾患関連の口腔粘膜病変アトラス．医療文化社，2011.）

症例供覧

患者 53歳，女性

経過

以前から頬粘膜にびらんを生じることがあった．2週間前から口唇，口腔内にびらんが急速に拡大したため，近くの皮膚科を受診．精査依頼で当科に紹介受診した．

両側頬粘膜に周囲に網状の白斑を伴う紅斑，びらんを，また下唇には痂皮の付着を認め，歯肉の発赤も著明であった．C型肝炎，肝硬変のためインターフェロン療法中であった．病理組織学的に扁平苔癬と診断された．

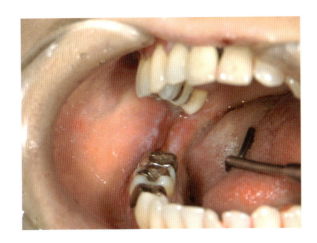
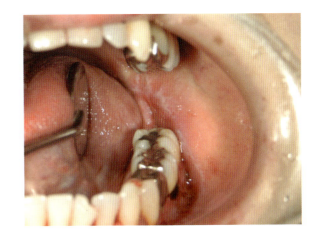
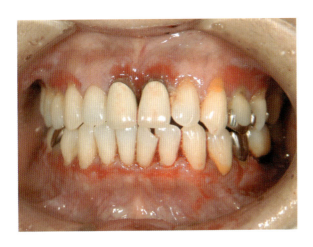
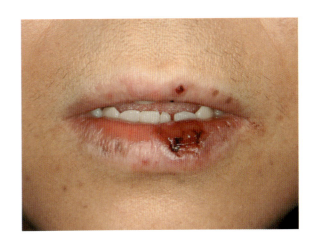

Check Point 14

患者 25歳，男性
経過

　齲蝕治療のため，当科を受診した．既往歴としてポイツ・ジェガーズ症候群と確定診断されており，下唇から頬粘膜にかけて小さな黒色色素斑が多発していた．

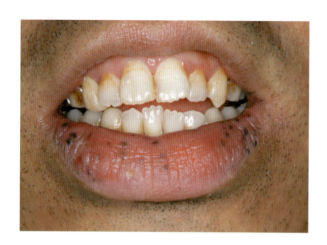
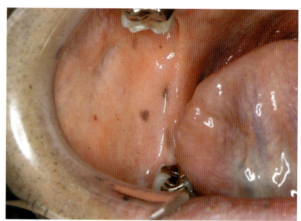

患者 22歳，女性
経過

　クローン病の診断で，当院消化器内科に入院加療中であった．歯肉の腫れと出血を主訴に当科を受診した．消化器症状が強く，経口摂取がほとんど困難な状態であったが，口腔清掃状態がきわめて不良であった．口腔清掃指導と歯科衛生士による口腔ケアを継続したが，下顎前歯部歯肉の発赤，腫脹が残存した．病理組織学的に肉芽腫と診断され，クローン病との関連が示された．

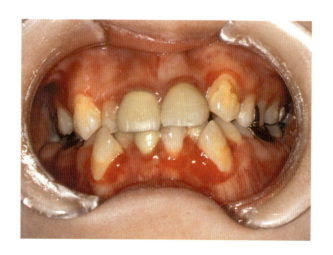

患者 66歳，女性
経過

約10年前から過敏性腸症候群の診断で当院アレルギーリウマチ科および消化器内科で加療中であった．以前からたびたび口内炎を繰り返して生じており，当科でも内科の診療に合わせて経過観察中であった．左舌背部から舌下面にかけて通常のアフタよりも小型のアフタが多発していた．

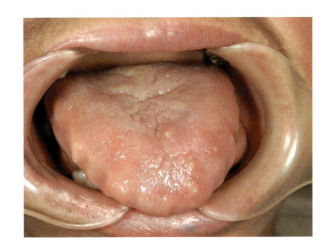

患者 55歳，男性
経過

左頬粘膜の腫脹を主訴に来院した．比較的境界が明瞭で弾性軟の腫瘤性病変を触知した．表面粘膜は正常であった．良性腫瘍を疑い，生検を行った結果，肉芽腫性病変の診断であったため，全身の精査を行ったところ肺門部にも腫瘤を認め，最終的にサルコイドーシスと診断した．

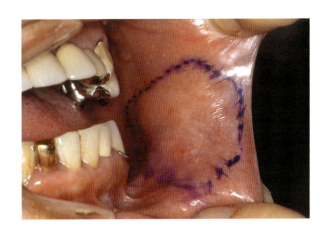

Check Point 14

患者 59歳，男性
経過

　頬粘膜の黒色変化を主訴に当科を受診した．体重の減少，疲労感などの全身症状から，すでに当院内分泌代謝科でアジソン病と診断されていた．左頬粘膜に不正形の黒色色素斑を認めた．表面は平坦で硬さも正常であった．歯肉，口蓋にも斑状の色素斑を認めた．

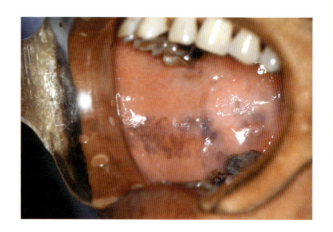

患者 12歳，男性
経過

　5カ月前から急に体重が増加し，顔貌が丸くなった．その後，倦怠感，顔面のざ瘡が出現．頭痛，食欲不振，精神不安定，皮膚の線状，歩行困難を生じ血液検査からクッシング症候群と診断された．経過中に頬粘膜，舌に小さな白苔を多数生じたため，当科を受診した．真菌培養で*Candida albicans*を検出した．

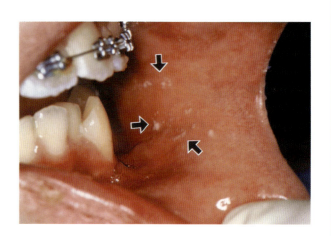

Check Point 15

皮膚疾患，膠原病，全身性感染症

はじめに

　口腔粘膜病変は，皮膚疾患のみならず内科的疾患の診断のきっかけとなりうることを認識する必要がある．

　天疱瘡は難治性口内炎として発症する難治性疾患であり，扁平苔癬は，しばしば皮膚と口腔粘膜病変が同時にみられ，口腔病変から診断のつくことも多い疾患である．薬疹では口腔びらんの存在が重症であることを示唆する．また，全身性エリテマトーデス（SLE）やウェゲナー肉芽腫症などでは，口腔病変が診断のきっかけになる重要な症状でもある．溶連菌感染症でみられる苺舌（strawberry tongue）や麻疹のコプリック斑は診断的価値が高い症状である．

　天疱瘡・類天疱瘡や膠原病，全身感染症においては，治療効果を高め，副作用を予防軽減するためにもスキンケアと同様に口腔ケアが重要である．膠原病患者の診療では顔面や手など露出部位の皮膚にも変化を生じるので，口腔粘膜のみならず顔面や手などの露出部の皮膚，爪にも注意を払う必要がある．

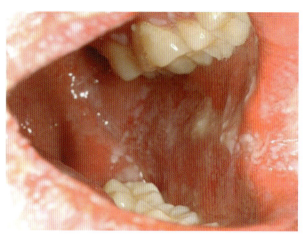

図1　尋常性天疱瘡
　　　口唇粘膜，頬粘膜に水疱，びらんを生じる

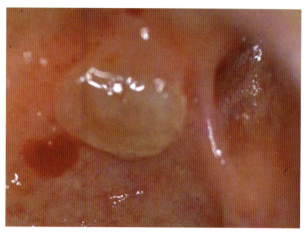

図2　水疱性類天疱瘡
　　　緊満性水疱（水疱膜の厚い水疱）がみられる

皮膚疾患

1）自己免疫性水疱症

　天疱瘡や類天疱瘡の自己免疫性水疱症と口腔粘膜症状について，二つの点が重要である．一つは診断に関することであり，しばしば口腔が初発部位となるので，見逃さないようにしたい点である[1]．もう一点は治療を行ううえで，事前の口腔内診査と治療中の口腔ケア[2]が重要となることである．義歯の不具合や歯周疾患があると，びらんなどの口腔病変が難治となり，水疱症の悪化と紛らわしくなる．また，細菌感染やカンジダ症の発生率が高くなる．

　診断については，病理組織学的所見，蛍光抗体法，免疫ブロット法，ELISAが有用な免疫学的診断ツールで診断や治療方針の決定に重要である．

（1）尋常性天疱瘡

　難治性口内炎で発症し，後に皮膚に弛緩性水疱が多発する[3]（図1）．口腔粘膜に広範囲のびらんや剥離性歯肉炎が認められる場合には，尋常性天疱瘡を考える．また，食道，咽頭，喉頭にもびらんのみられることがある．びらん周囲の正常粘膜に対してエアをかける，あるいは綿球などで擦過すると上皮が容易に剥離すること（ニコルスキー現象）が特徴的所見である．ニコルスキー現象とは一見健常な皮膚が摩擦によって表皮を剥離するものであるが，粘膜においても同様であり，筆者らは「粘膜ニコルスキー現象」と呼んでいる．

　天疱瘡の抗原は，上皮細胞間に存在するデスモグレイン（DSG）である．天疱瘡では，病理組織像で棘融解細胞がみられるほか，蛍光抗体法で表皮細胞間にIgG自己抗体が検出される．注目すべきは特殊な天疱瘡である腫瘍随伴性天疱瘡である．臨床的には，口腔，口唇粘膜にスティーヴンス・ジョンソン症候群様の出血性びらんと痂皮を生じる．免疫学的にはDSG1，DSG3のほかにエンボプラキン，ペリプラキンなどに対する複数

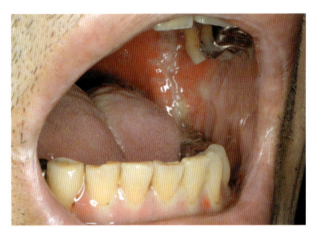

図3　粘膜類天疱瘡の難治性口腔潰瘍

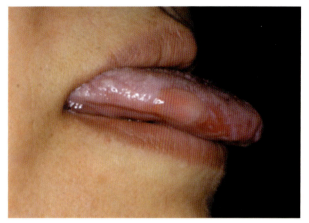

図4　後天性表皮水疱症の舌病変
　　　水疱が破れて潰瘍を呈している

の抗体が検出される[4]．白血病や悪性リンパ腫などのリンパ増殖性疾患を伴い，閉塞性細気管支炎による重篤な呼吸障害を呈する．

（2）類天疱瘡

皮膚に緊満性水疱を生じる疾患で，尋常性天疱瘡と比べると粘膜疹の頻度は30%と少なくなっている[5]．口腔粘膜に限局性のびらん・浅い潰瘍を生じる（図2）．剥離性歯肉炎の症状を呈することは少なく，表皮下水疱を形成し，蛍光抗体直接法で表皮基底膜部にIgGとC3の線状沈着が認められる．表皮基底細胞のヘミデスモゾームに存在するBP180タンパク（膜貫通タンパク），BP230タンパク（細胞内タンパク）を主要な抗原とする．

（3）粘膜類天疱瘡（瘢痕性類天疱瘡）

主に口腔粘膜，眼粘膜に水疱，びらん性病変をび漫性に生じ，眼粘膜に瘢痕を残す（図3）．その他，喉頭，食道などが侵される．皮膚病変は全く認めないか，あってもごくわずかである．眼瞼の癒着が徐々に進行し，失明することもあるので，眼科や耳鼻科との連携が必要である．標的抗原により抗BP180型，抗ラミニン5（332）型など多彩である[5]．抗ラミニン5（332）型では，内臓悪性腫瘍の精査が必要である．

（4）後天性表皮水疱症

VII型コラーゲン（anchoring fibril）を標的抗原とする，まれな臓器特異的自己免疫性疾患である．古典的には四肢末梢伸側部に水疱，びらんを生じ，瘢痕，稗粒腫を残す（図4）．粘膜病変は多くが難治性である[5]．病理組織学的には表皮下水疱で，蛍光抗体直接法では基底膜部にIgG，C3の沈着が，間接法でも基底膜部にIgGの沈着がみられるので，類天疱瘡とは区別できない．1M NaCl split skin法では水疱性類天疱瘡と異なり水疱底，真皮側にIgGの沈着をみる．免疫ブロット法で患者血清は290kDaのタンパクと反応する．治療はステロイド，ジアフェニルスルホン，シクロスポリン，コルヒチンなどの内服が試みられる．

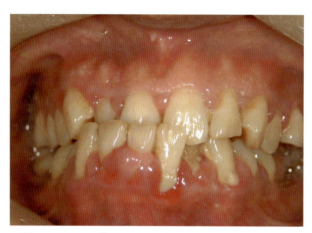

図5 シクロスポリンによる歯肉増殖

　これら天疱瘡に代表される自己免疫性水疱症では，ステロイド内服治療と同時に口腔ケアが重要である[6]．とくに治療中は，ステロイド内服が長期にわたるために口腔カンジダ症，シクロスポリン内服では歯肉増殖（図5），骨粗鬆症対策としてのビスフォスフォネート内服による顎骨壊死などに注意を払う必要がある．外用治療を併用する場合には，外用ステロイドとしてケナログやデキサルチン軟膏を使用するが，サルコートカプセルなどの噴霧薬も有効である．また，マウスピースを作製したODT治療も有用である[7]．うがいや歯磨きなどの生活習慣も病変の難治化に関与していることがあり，きめの細かい指導が大切である．

　天疱瘡などではステロイド内服，ビスフォスフォネート内服もあり，あらかじめ歯周疾患や感染病巣の有無のチェックと治療が必要である．

2) 扁平苔癬

　皮膚および口腔，外陰部粘膜に生じる炎症性角化症である．いくつかの臨床像があり，網状型，びらん・潰瘍型，斑状型，丘疹型，萎縮型，水疱型などに分類されている[8]．口腔粘膜では網状白斑の像を呈するのが典型的である（図6a〜c）．皮膚では苔癬状丘疹を呈し，ウィッカム線条といわれる網状の白色線条がみられる．病理組織学的には表皮の角化，基底層の液状変性，シバット小体のほか，真皮にリンパ球の帯状浸潤を認める．

　発症要因としては，特発性のものが多く，薬剤や歯科金属との関連が明らかな場合は扁平苔癬様病変として区別される．また，日本人ではC型肝炎との関連が想定されている．苔癬型薬疹の原因薬には降圧利尿薬（βブロッカー，カルシウム拮抗薬，アンギオテンシン転換酵素阻害薬など）が多く，皮膚科と歯科との連携が重要となる疾患の一つである．歯科金属パッチテスト陽性患者では，金属の除去に関して，慎重な判断を要する（図6d）．びらん主体の例では尋常性天疱瘡や形質細胞性口唇炎と紛らわしく，角化の目立つ症例では有棘細胞癌との鑑別が必要である．

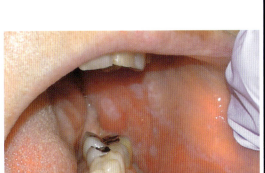
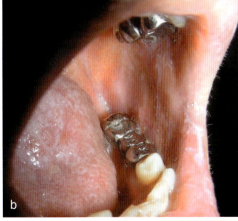
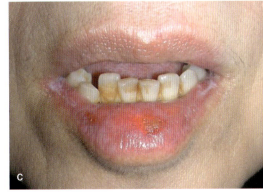
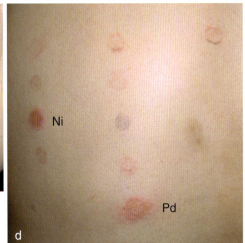

図6 扁平苔癬
　a：口腔扁平苔癬．左頬粘膜に不規則なびらん局面があり，辺縁に角化がみられる．接触痛が激しい
　b：舌背，頬粘膜，口唇粘膜にレース状の角化が顕著である
　c：下口唇にびらんと白色角化が認められる
　d：口唇扁平苔癬患者の金属パッチテスト（1週間後）．ニッケル（Ni）とパラジウム（Pd）に強い陽性反応が持続している

Check Point 15

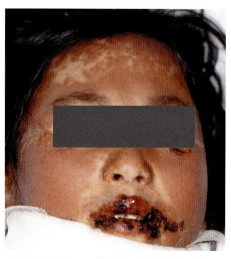

図7 スティーヴンス・ジョンソン症候群
　　口唇の小水疱と顔面の紅斑・水疱

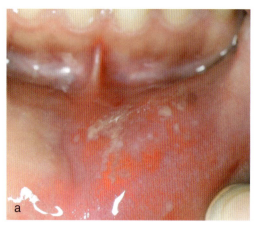
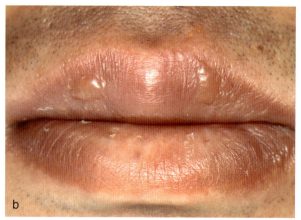

図8　固定薬疹
　a：粘膜にみられた固定薬疹
　　　　　　　　　　　　　　　b：口唇部の固定薬疹．上唇に水疱がみられる

3）薬疹

　重症薬疹の代表は，スティーヴンス・ジョンソン症候群・中毒性表皮壊死症（Stevens-Johnson syndrome/toxic epidermal necrolysis：SJS/TEN）であり，致死率も10％に至ると報告がある（図7）．SJS/TENでは皮膚に紅斑，水疱，びらんがみられ，眼，口腔，外陰部粘膜にも同様の症状を伴う[5]．皮疹の重篤度と粘膜疹の重篤度は必ずしも相関しない．早期から眼科専門医の関与が必須であり，薬疹の患者で，眼，口腔内，外陰部にびらんなどの粘膜疹がある場合には要注意である．口腔粘膜には出血，びらん，血痂がみられ，ときに広範囲となる．

　固定薬疹は解熱鎮痛剤などで同一部位に反復する薬疹である．口唇周囲など皮膚粘膜移行部に好発する（図8）．同一部位に反復するため，単純ヘルペスと紛らわしいことがある．

図9　地図状舌

4）膿疱性乾癬（地図状舌，図9）

尋常性乾癬は炎症性角化症の代表的疾患で，表皮のターンオーバーが亢進している．尋常性乾癬では粘膜病変はみられないが，膿疱性乾癬では地図状舌がみられる[9]．

膠原病

膠原病では，シェーグレン症候群の合併など口腔乾燥に対するケアが必要となる．また，まれであるが，後天性血友病を発症する基礎疾患として関節リウマチや全身性エリテマトーデスなどがあるので，膠原病患者の口腔出血や歯科処置後の異常出血では後天性血友病に注意する．

Check Point 15

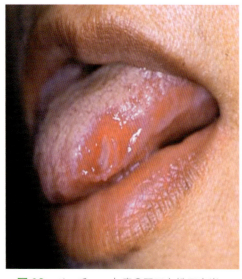

図10 ベーチェット病のアフタ性口内炎
舌の深い潰瘍

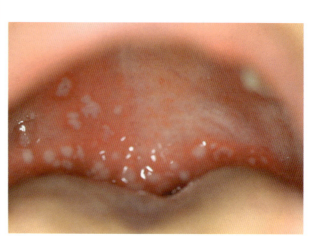

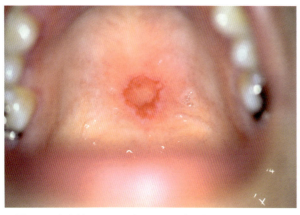

図11 全身性エリテマトーデス（SLE）
口蓋にみられた無痛性潰瘍

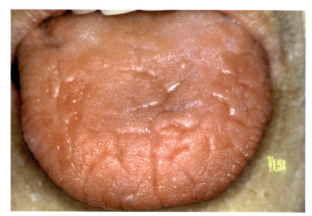

図12 シェーグレン症候群の口腔乾燥症に伴う舌の乾燥

1) ベーチェット病（図10）

ベーチェット病の皮膚粘膜症状では，口腔内アフタ，外陰部潰瘍，結節性紅斑，毛嚢炎などが知られており，口腔内アフタは必発である[10]．Th1サイトカインが優位で，TNF-a，IFN-γ，IL-12の関与など免疫異常が言われている．通常のアフタよりも深い，大きい，再発しやすい，個数が多いなどの特徴がある．

2) 全身性エリテマトーデス（SLE）

皮膚症状である蝶型紅斑がみられる膠原病の代表的疾患の一つである．口腔内，特に口蓋に潰瘍がみられる．アフタとは対照的に無痛性である．口腔内潰瘍は重要な所見として，皮膚の紅斑とともにSLE分類基準の臨床項目にあげられている（図11）．

3) シェーグレン症候群

口唇，口角炎，舌炎などの乾燥に伴う口腔症状がみられる（図12）．

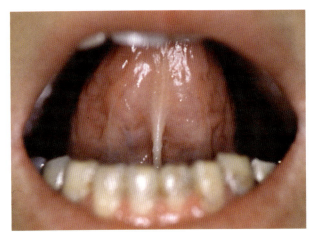

図13 全身性強皮症
　　舌小帯の白色硬化

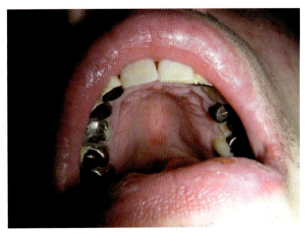

図14 皮膚筋炎
　　口蓋の発赤

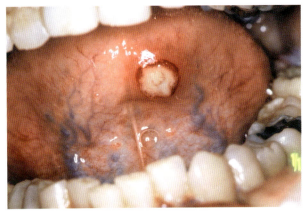

図15 ウェゲナー肉芽腫症の口腔病変
　　膿苔を有する潰瘍・結節が認められる

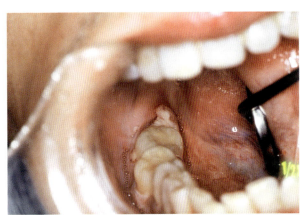

4）全身性硬化症・強皮症

　本症は皮膚などの硬化を主症状とする疾患で，口腔には小口症，舌小帯の短縮（白色硬化）がみられる（図13）．皮膚には強皮症のほか，手指の潰瘍や手指末端の萎縮や爪上皮の点状出血をきたす．皮膚のほか，内臓の線維化，血管異常，自己免疫異常により，多彩な症状をきたす．間質性肺炎などの合併症のほか，血管障害も症状に関連しており，肺動脈性肺高血圧症，強皮症腎などをきたす．

5）皮膚筋炎

　眼瞼の浮腫やヘリオトロープ紅斑，体幹のむち打ち様紅斑，手背にはゴットロン丘疹を生じ，筋症状，間質性肺炎を伴う膠原病で，悪性腫瘍の合併もある．粘膜疹では口蓋の潮紅はあっても潰瘍にならないとされている．点状出血もみられる（図14）．

6）ウェゲナー肉芽腫症の口腔粘膜病変（図15）

　本症は自己抗体PR3-ANCAを認める全身の壊死性肉芽腫性血管炎であり，上気道と

Check Point 15

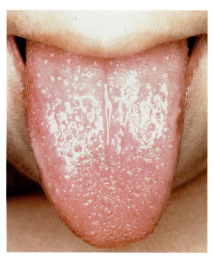

図16 溶連菌感染症
苺舌．咽頭，扁桃の発赤，腫脹とともにみられる．川崎病でみられることもある

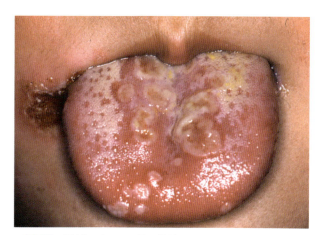

図17 単純ヘルペス（初感染）
舌には大小の水疱が多発している．右口角部に小水疱が集簇し，潰瘍もみられる．潰瘍を形成してもBehçet病よりも浅い

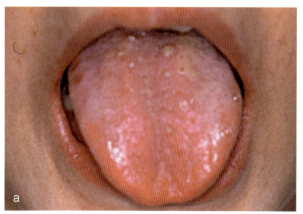

図18 水痘
a：舌背に小水疱が多発している
b：口蓋を中心に皮膚と同様の紅暈を有する小水疱がみられる

肺の肉芽腫，壊死性半月体形成腎炎を伴う[11]．口腔粘膜にはアフタがみられるほか，苺状歯肉（strawberry gingiva）は診断的価値があり，最初の臨床症状となりえる．鞍鼻や顔面に膿疱性皮疹を生じる．

全身性感染症（細菌・ウイルス・トレポネーマ）

発熱を伴う全身感染症では，抗菌薬を投与されることが多い．したがって，菌交代現象が起こり，口腔カンジダ症を生じる．これをコプリック斑などと誤診することがある．

1）細菌感染症

（1）溶連菌感染症，苺舌（strawberry tongue，図16）
川崎病でもみられる．

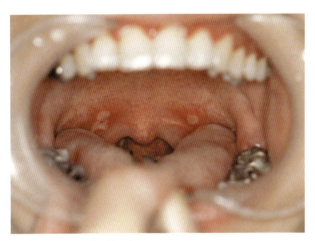
図19 ヘルパンギーナ

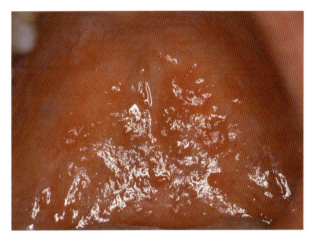
図20 手足口病
　　　口蓋部の小水疱

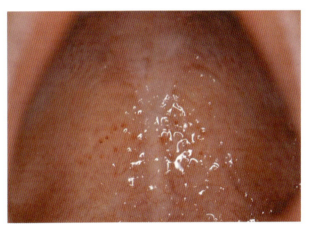
図21 風疹
　　　口蓋部の点状出血．フォルシュハイマー斑は風疹でみられる粘膜疹であるが，薬疹や他のウイルス感染症でもみられることがある．末梢血血小板数と相関しない

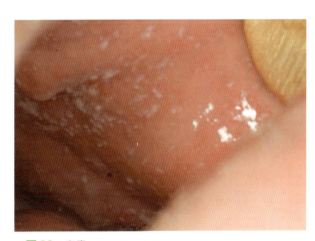
図22 麻疹
　　　頬粘膜の白色丘疹．コプリック斑で診断的価値がある．カンジダ症の白苔との鑑別が必要である

　（2）敗血症
　　細菌による敗血症でみられる口腔粘膜疹については記載されていないが，播種性血管内凝固症候群（DIC）では出血，血腫が認められる．

2）ウイルス感染
　（1）単純ヘルペス初感染（図17）
　　ヘルペス性歯肉口内炎の症状を呈する．発熱とともに口腔粘膜に多数の水疱を生じ，摂食困難となる．
　（2）水痘（図18）
　　水痘ウイルスの感染で口腔粘膜と顔面の小水疱がみられるが，顔面の発疹は初期には水疱が目立たず，一見，ざ瘡にも類似する．

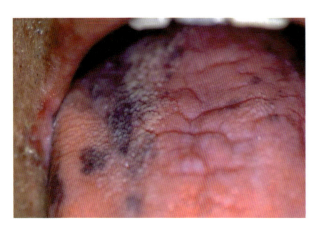

図23　HIV感染症
　　　口腔毛様白板症

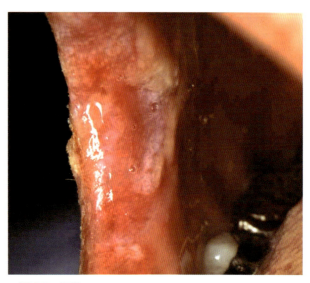

図24　梅毒
　　　梅毒初期硬結．梅毒トレポネーマの侵入部位に生じる

（3）ヘルパンギーナ（図19）

小児の疾患でコクサッキーA4により生じる．発熱とともに口蓋にアフタが多発する．

（4）手足口病（図20）

エンテロウイルス71，コクサッキーA10，A16によることが多く，初夏から秋に流行する．口腔内にアフタ・小潰瘍を形成する．疼痛が激しく，摂食，摂水が困難となることもあり，手足に小水疱がみられる[12]．

（5）風疹（図21）

風疹ウイルスの感染により，耳後部や頸部リンパ節腫脹がみられる．発熱，皮疹の出現と同時に粘膜疹が出現する．粘膜疹は，口蓋にフォルシュハイマー斑，すなわち口蓋の点状出血，鮮紅色丘疹としてみられる[12]．発疹の消失とともに粘膜疹も消失する．

（6）麻疹（図22）

麻疹ウイルスの感染で，一旦解熱後に再度発熱が出現する発疹期の前後に頰粘膜に白色の点状丘疹（コプリック斑）と全身紅斑が出現する[12]．

（7）ヒト免疫不全ウイルス（HIV；Human immunodeficiency virus）感染症（図23）

口腔内に口腔毛様白板症（oral hairly leukoplakia）がみられるほか，感染初期にウイルス血症をきたし，体幹を中心に中毒疹がみられる．

3）トレポネーマ感染（梅毒，図24）

梅毒の第1期の病変である初期硬結は口唇粘膜でもみられる．表面が潰瘍状で隆起した病変であり，第2期では乳白斑が舌縁部や口腔底に生じる．

第Ⅲ章 全身疾患に関連した口腔粘膜疾患

図25　ビスフォスフォネートによる口腔潰瘍

　天疱瘡や膠原病ではステロイド内服治療が基本であり，同時に併用するビスフォスフォネートによる顎骨壊死が注目されているが，まれには間違った服薬法が原因で口腔粘膜潰瘍を生じる[13]（図25）．
　口腔内に口腔毛様白板症（oral hairly leukoplakia）がみられるほか，感染初期にウイルス血症をきたし，体幹を中心に中毒疹がみられる．

症例供覧

患者　27歳，女性．

経過

　初診の1年前に顔面の紅斑があり，唾液腺生検の結果と抗SS-B抗体陽性，および乾燥症状がみられ，シェーグレン症候群と診断された．今回，顔面，頸部，体幹の発疹と発熱がみられて来院した．

解説

　全身性エリテマトーデスは膠原病の代表疾患で，分類基準の臨床項目は皮膚の紅斑（急性ループス／慢性ループス）とともに口腔潰瘍がある[14]．本症例では口唇周囲にも紅斑がみられ，一部は軽度の瘢痕を残している点が扁平苔癬と異なっている．一時期，口蓋の潰瘍もみられた．
　本症例は補体の低下とループス腎炎を伴っており，メチルプレドニゾロンパルス療法，エンドキサンパルス療法を施行した重症例であるが，寛解に至り，外来通院中である．

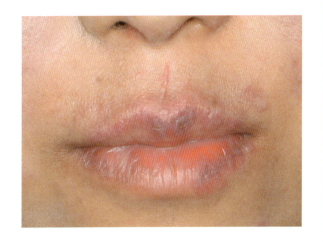

Check Point 15

文献

1) 神部芳則．難治性口内炎をみたら．内科で出会う・見ためでさがす皮膚疾患アトラス（出光俊郎編）．羊土社，2012；140-148．
2) 吉増秀實．口腔ケア．内科．2014；**114**：1266-1267．
3) 天谷雅行ほか．天疱瘡診療ガイドライン．日皮会誌．2010；**130**：1443-1460．
4) Yamada T, et al. Paraneoplastic pemphigus mimicking toxic epidermal necrolysis associated with B-cell lymphoma. *J Dermatol*. 2013；**40**(4)：286-288.
5) 相原道子．薬疹・水疱症の粘膜病変．日皮会誌．2010；**120**：2896-2899．
6) 角田和之，佐藤英和．口腔ケア－天疱瘡粘膜病変治療における重要性．*Derma*．2014；**222**：55-62．
7) 出光俊郎，神部芳則．粘膜外用薬をどう使うか？ *Derma*．2007；**132**：96-101．
8) 角田和之，藤田康平．扁平苔癬．*Derma*．2014；**219**：17-25．
9) 前島英樹，勝岡憲生．口腔粘膜の炎症性角化症．*Derma*．2007；**125**：30-36．
10) 神部芳則，出光俊郎．アフタ性口内炎．全身疾患関連の口腔粘膜病変アトラス（草間幹夫監修）．医療文化社，2011；26-27．
11) 佐藤友隆．Wegener肉芽腫症．*Derma*．2009；**156**：37-42．
12) 日野治子．ウイルス感染症の鑑別法．日皮会誌．2010；120：993-1008．
13) 神部芳則ほか．ビスフォスフォネート（アレンドロネート）を口腔内で溶解させたため発症した口腔粘膜潰瘍の1例．日口粘膜誌．2010；**16**：24-27．
14) 衛藤 光．膠原病のスキルアップ これだけは知っておきたいSLE最新のSLICC分類基準．*Derma*．2013；**203**：53-57．

Check Point 16

アレルギー

はじめに

　アレルギーの関与する口腔疾患は，口腔に抗原が接触し，病変が口腔に限局する疾患群（1型），抗原の接触部位は口腔で，口腔以外にも症状が出現する疾患群（2型），さらに，口腔以外の部位で抗原曝露があり，口腔にも病変が及ぶ疾患群（3型）に分類できる[1]．また，口腔に症状が出現し，何らかのアレルギーによると疑われるものの機序の不明な疾患（4型）も存在する（表1）．この分類に沿って，皮膚科医の立場から主な疾患について解説し，最後にアレルギーの検査法について述べる．

　口腔のアレルギー疾患のなかでも，歯科治療に関連して発症するものは，歯科医の協力なしには診断も治療も成り立たない．医療技術の進歩とともに歯科材料も変化し，アレルゲンも変遷していく．歯科医と皮膚科医の連携の重要性が叫ばれているが，現状はまだまだと感じる．

表1 口腔のアレルギー病変の分類（神部ほか，2011[1]）をもとに作成）

1型	口腔で抗原と接触し，口腔に病変を生じるもの 多くの口腔アレルギー症候群，接触口唇炎・粘膜炎，レジンアレルギー，扁平苔癬様病変，など
2型	口腔で抗原と接触し，口腔以外にも病変を生じるもの 一部の口腔アレルギー症候群，全身型金属アレルギー，ホルムアルデヒド，ラテックス，局所麻酔薬による即時型アレルギー
3型	他部位に原因があり，口腔にも病変を生じるもの 薬疹，固定疹，アトピー性皮膚炎，など
4型	口腔病変でアレルギーが疑われるが機序が明確でないもの 肉芽腫性口唇炎，血管性浮腫，など

図1 口腔アレルギー症候群．洋梨のコンポートを食べた後，口唇・舌・喉が腫脹し，呼吸困難で救急外来を受診
a：舌の腫脹，b：頸部の腫脹

口腔で抗原と接触し，口腔に病変を生じるもの

1）口腔アレルギー症候群（oral allergy syndrome；OAS）

　口腔外症状を呈するOASについても，ここでまとめて解説する．OASは即時型アレルギーの特殊型で，原因食物摂取数分以内に口腔内の搔痒感，しびれ，粘膜浮腫（**図1**）といった口腔・咽頭粘膜の過敏症状をきたす疾患である．

　OASはありふれた疾患で，患者の大多数は口腔のみに症状が限局し，1時間以内に自然消退する軽症例のため，患者自身も気に留めていないことがしばしばある．花粉症を合併し，花粉抗原に構造が類似したタンパク質抗原を保有する果物，野菜を摂取すると交差反応でOASを発症する花粉-食物アレルギー症候群（pollen-food allergy syndorome；PFAS，**表2**）が大半で，これを狭義のOASと呼んでいる[2]．その他，ラテックス抗原に感作され，ラテックスと交差する果物で発症するラテックス-フルーツ症候群（latex-fruits syndrome；LFS），花粉症もラテックスアレルギーも併発せず，食物から直接経口感作されたタイプもある．

　国内のPFASの感作抗原としては，シラカンバ，ハンノキなどのカバノキ科，ブタクサ，ヨモギなどのキク科花粉が一般的である．発症の原因食品としてはリンゴ，モモ，サクランボなどのバラ科の果物，次いでキウイ，メロン，バナナ，アボカドなどのラテックスと交差反応を示す果物が多い．PFASでは花粉との交差反応によって複数の果物にアレルギーが誘発され，果物がほとんど食べられなくなることもある（**図2**）．

　OASのうちカバノキ科花粉感作による豆乳アレルギーと，ヨモギ花粉感作によるセリ科スパイスアレルギー，果物自体で感作された症例には重症例が多く，口腔症状に加えて喘鳴，嘔吐，蕁麻疹，アナフィラキシーショックを起こすリスクが高くなり，注意が必要である．

表2 花粉-食物アレルギー症候群における交差反応する花粉と食物（猪又，2010[2])をもとに作成）

花粉			交差反応を示す代表的な食物
ブナ目 カバノキ科 シラカバ属 ハンノキ属	シラカンバ ハンノキ	バラ科	リンゴ，モモ，サクランボ，イチゴ，ナシ，ウメ
		マタタビ科	キウイ
		セリ科	ニンジン，セロリ，クミン，コリアンダー
		ナス科	トマト，ジャガイモ
		クルミ科	クルミ
		その他	大豆（豆乳），モヤシ，ピーナッツ，ヘーゼルナッツ
裸子植物	スギ，ヒノキ	ナス科	トマト
イネ科	カモガヤ オオアワガエリ マグサ	ウリ科	メロン，スイカ
		ナス科	トマト，ジャガイモ
		その他	バナナ，オレンジ，セロリ
キク科 ブタクサ属	ブタクサ	ウリ科	メロン，スイカ，ズッキーニ，キュウリ
		バショウ科	バナナ
キク科 ヨモギ属	ヨモギ	セリ科	ニンジン，セロリ，クミン，コリアンダー
		その他	キウイ，ピーナッツ

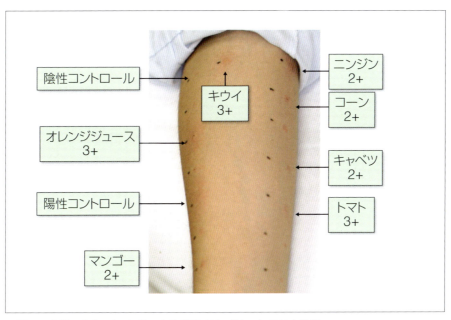

図2 花粉-食物アレルギー症候群患者のプリックテスト結果
多種の果物，野菜に陽性

2）接触口唇炎・接触粘膜炎

　口腔粘膜は免疫抑制状態にあると考えられ，接触皮膚炎に相当する接触粘膜炎はまれであるが，接触口唇炎は日常的な疾患である[3]．マンゴー皮膚炎のように炎症が激しく，口唇の腫脹，小水疱を急性に発症する例は原因を推測しやすい．慢性に口唇の乾燥，赤唇口に沿った紅斑や色素沈着を認める場合も，接触口唇炎を疑う必要がある．原因物質は口紅，リップクリームが多く，口腔内洗浄剤および歯磨剤，外用剤，食物では先に述べたマンゴーのほかペパーミント，柑橘類，ナッツ類，パイナップル，アスパラガス，シナモンオイルなどが知られている．その他，食器，箸，楽器，たばこも原因となる．

　疑わしいものの使用をやめて症状が改善するか経過をみるが，原因を明らかにするにはパッチテストが有用である．

3）レジンアレルギー

　歯科治療に用いるレジンのアレルギーも増加傾向にあるといわれている．起因物質はmethyl methacrylate（MMA）と考えられているが，MMAの感作能はそれほど高くはない．歯科技術の発展に伴い2-hydroxyethyl methacrylate（2-HEMA）など感作性の高いメタクリルモノマーが出現したこと，ネイルアートの領域で2-HEMAを用いたジェルネイルが急速に増えたことが，レジンアレルギーの増加につながっていると推測される．

　齲蝕治療時は，患者はメタクリルレジンとの接触時間が短いので口腔内で感作されることは少ないようであるが，未重合のメタクリルモノマーを含む義歯から溶出したMMAにより口内炎を生じた例も報告されている．MMAはラテックス手袋を透過するため，歯科従事者は感作されやすく，歯科従事者のアレルギー性接触皮膚炎の主因としても注目されている[4]．すでに感作されている人間が歯科治療を受けると，未重合のメタクリルモノマーとの接触により口囲・口唇炎，歯肉炎を起こす．

4）扁平苔癬様病変

　扁平苔癬は皮膚，粘膜の角化を伴う慢性炎症性疾患で，皮膚では手背，前腕，下腿に，口腔では頬粘膜に好発する．頬粘膜の典型的症状はレース状・網状の白色線条であるが，びらん，萎縮が目立つ例もある．

　皮膚と口腔粘膜の両方に病変を認める症例と，どちらか一方に病変を生じる症例があり，従来は一つのカテゴリーで考えられていたが，最近では皮膚と口腔粘膜の両方に病変を認める疾患群の口腔粘膜症状としての口腔扁平苔癬（oral lichen planus；OLP）と，口腔粘膜だけに限局する扁平苔癬様病変（oral lichenoid lesion；OLL）に分ける考えがある[5]（表3）．しかしながら，この分類は歯科領域で現在使われているOLP，OLLとは異なっており，今後議論が必要である．

　ただ，いずれの分類においても，OLLはアレルギー疾患の色合いが強く，歯科金属と接した頬粘膜，舌，歯肉，口唇に限局性，偏在性に病変を認める場合は歯科金属アレルギーの可能性が高く，歯科金属除去の検討を勧める報告もある．

表3 口腔扁平苔癬と粘膜苔癬様病変の比較（西澤，2014[5]）をもとに作成）

		口腔扁平苔癬	粘膜苔癬様病変
皮膚病変		あり	なし
口腔病変の分布		左右対称，広範囲	限局性，偏在性
所見 病理組織	上皮釘脚の形状	鋸歯状	多様
	細胞浸潤の深さ	粘膜固有層	粘膜固有層より深くまで
	浸潤細胞の種類	T細胞優位	T細胞，好酸球，マクロファージなど多彩

口腔に原因があり，他部位に病変を生じるもの

　本書のテーマは口腔粘膜疾患なので，口腔外に病変を生じる疾患は対象外であるが，金属アレルギー，ホルムアルデヒドアレルギーは歯科領域において非常に重要なアレルギーなので解説する．

1）全身型金属アレルギー

　金属アレルギーの保有率は高く，日本皮膚アレルギー・接触皮膚炎学会が2010年度に実施した，同学会が認定するジャパニーズスタンダードアレルゲンにおける陽性率調査では，1位：硫酸ニッケル（14.2％），3位：重クロム酸カリウム（8.3％），4位：塩化コバルト（7.6％），6位：塩化第二水銀（5.7％）と4種類の金属が上位を占めていた[6]．
　金属アレルギーは，抗原である金属が接触した部位に限局して症状が出現する接触口唇炎・粘膜炎，OLLなどと，全身型金属アレルギーに大別される．全身型金属アレルギーは金属に感作された後，食物あるいは溶出する歯科金属から経口的に抗原曝露を受けて

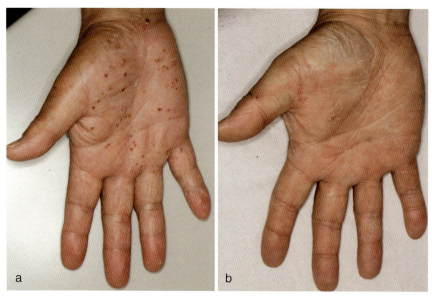

図3 汗疱，掌蹠膿疱症ともに原因として全身型金属アレルギーが疑われる
　a：掌蹠膿疱症．掌蹠に膿疱が周期的に出現し，血痂となって脱落
　b：汗疱性湿疹．掌蹠の特に側縁に小水疱が多発し，湿疹化

全身性にアレルギー反応が出現する病態で，掌蹠膿疱症（図3a），汗疱様湿疹（図3b），貨幣状湿疹，アトピー性皮膚炎様皮疹，痒疹などが知られている．歯科金属による全身型金属アレルギーの報告は多くあるものの，歯科金属の除去については明確な指針はない．

2）ホルムアルデヒドによる即時型アレルギー

　ホルムアルデヒドによる遅延型アレルギーは比較的知られているが，即時型アレルギーの報告は少なく十分には認識されていない．ホルムアルデヒドによる即時型アレルギーの原因として多いのは，根管消毒薬として使用された場合で，三つの特徴がある[7]．第一に抗原曝露から発症までの時間が長いことである．通常の即時型アレルギーは抗原に曝露されてから発症まで3時間以内，ほとんどは2時間以内に発症するが，根管消毒薬として用いられたホルムアルデヒドでは4時間以上経ってから発症する例が3割を占めている．第二にアナフィラキシー，あるいはアナフィラキシーショックといった重篤な症状を呈する症例が多くみられる．第三に診断にはプリックテストより血清中特異的IgEのほうが有用である．

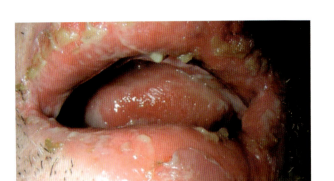

図4　中毒性表皮壊死症
　　　口腔粘膜の広範囲にびらんを生じ，開口困難

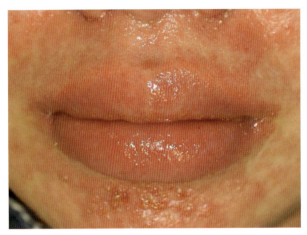

図5　薬剤性過敏症症候群
　　　口唇の著明な腫脹と点状小水疱・びらん

他部位に原因があり，口腔に病変を生じるもの

1）スティーヴンス・ジョンソン症候群（Stevens-Johnson syndrome；SJS）/ 中毒性表皮壊死症（toxic epidermal necrolysis；TEN）

　重症薬疹であり，口唇，口腔粘膜や舌の発赤，水疱，びらんを生じる（図4）．口唇では厚い血痂，黄白色の壊死組織が付着することも少なくない．口腔内の疼痛が著しく，しばしば摂食障害をきたす．

2）薬剤性過敏症症候群（drug induced hypersensitivity syndrome；DIHS）

　SJS/TENと同じく重症薬疹の一つで，顔面の腫脹と脂漏性皮膚炎様の皮疹が特異的で，粘膜疹を伴うことは少ないと言われているが，顔面とともに口唇の腫脹は特徴的である（図5）．口腔粘膜疹も少なくない．

3）固定薬疹（fixed drug eruption；FDE）

　固定薬疹は同一薬剤が投与されるたびに同一部に繰り返し皮疹が再燃する．薬剤服用数十分〜数時間でピリピリ感や灼熱感とともに紅斑を生じ，灰褐色〜スレート色の色素沈着を残して治癒する（図6）．全身のどこにでも生じるが，口唇皮膚移行部，口唇，口腔粘膜は好発部位である．FDEの原因薬剤は消炎鎮痛剤や総合感冒薬が多く，感冒に続発して口唇に小水疱，びらんが出現すると単純疱疹と誤診されやすくなる．

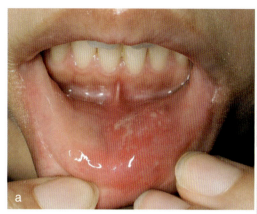
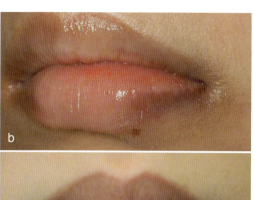
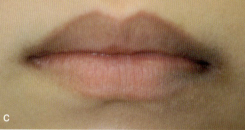

図6 市販の鎮痛剤による固定薬疹
　a：左側の下唇粘膜側の発赤，腫脹，びらん
　b：赤唇部にはわずかな色素沈着を伴う
　c：治癒後．スレート色の色素沈着を残す

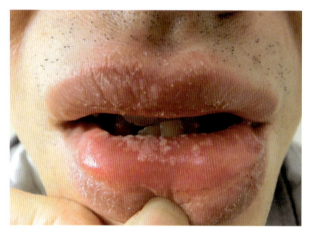

図7 トニックウォーターによる固定食物疹

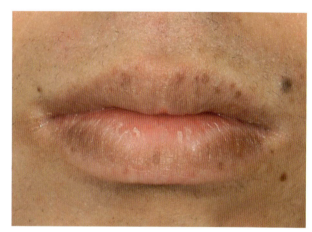

図8 アトピー性皮膚炎患者の口唇

4）固定食物疹（fixed food eruption）

　固定薬疹と同様の機序で，ある特定の食物を摂取するたびに同じ部位に紅斑が出現する疾患を固定食物疹と呼ぶ．原因食物としてイクラ，イカ，イチゴ，アスパラガス，レンズ豆，カシューナッツなどの報告があるが，最も多いのはトニックウォーターである（図7）．トニックウォーターに含まれるアカネ科植物の樹皮を乾燥させたキナの抽出物中のキニーネが原因物質である．トニックウォーターによる固定疹は皮膚粘膜移行部，特に口唇に好発するため単純ヘルペスと誤診されることも多く，認知度が低いために診断までにしばしば長期間を要し，繰り返すうちに次第に重症化する．

図9 肉芽腫性口唇炎．上唇の著明な腫脹

5) アトピー性皮膚炎（AD）

　遺伝的素因をもつアレルギー性疾患と考えられていたが，近年では角層バリア機能異常に目が向けられている．AD では口腔粘膜に症状をきたすことはないが，口唇赤唇部は鱗屑，深い縦皺，辺縁の色素沈着，点状の色素沈着など，慢性的に炎症が継続した結果生じる変化がしばしばみられる（図8）．

口腔病変でアレルギーが疑われるが，機序が明確でないもの

　肉芽腫性口唇炎は口唇の腫脹を呈する疾患で（図9），診断確定には病理組織所見で非乾酪性類上皮細胞肉芽腫を確認する必要がある．肉芽腫性口唇炎の原因は不明であるが，金属アレルギー，歯性病巣感染，クローン病，サルコイドーシスとの関連が疑われている．歯性病巣感染の治療による改善例が最も多く，歯科金属除去を行って改善した症例は，同時に歯性病巣感染の治療が行われている可能性があることから，歯性病巣感染の治療をまず行うべきである．

Check Point 16

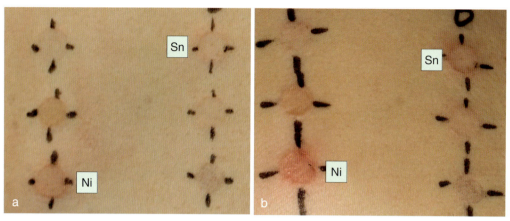

図10 金属パッチテスト（Ni；5％硫酸ニッケル，Sn；1％塩化第二スズ）
　a：48時間判定時．Ni，Snともにリング状の紅斑
　b：72時間判定時．Niには小水疱を伴う紅斑が出現し，判定は（＋＋）．Snは刺激によるリング状の紅斑が明瞭化

表4 International Contact Dermatitis Research Group（ICDRG）のパッチテスト判定基準

Score	所　見
−	反応なし
？＋	淡い浸潤のない紅斑
＋	浸潤（浮腫）を触れる紅斑が少なくともパッチ部位の50％以上を占める
＋＋	小水疱を伴う紅斑
＋＋＋	パッチ部位の50％以上が小水疱あるいは大水疱であるもの（浸潤性紅斑を伴う）
IR	50％未満のリング状紅斑などの刺激反応

アレルギーの検査方法

　OASやラテックス，局所麻酔薬などの即時型アレルギーの診断にはプリックテスト（図2）やスクラッチテストを，接触口唇炎・粘膜炎の原因検索や金属アレルギー，レジンアレルギーの有無を確認するには，パッチテストを施行する．

　歯科で比較的需要の多いパッチテスト方法について説明する[8]．パッチテストユニットに検査したいアレルゲンをのせ，上背部または上腕外側へ貼付する．アレルゲンは市販されているパッチテスト試薬を用いるのが簡便である．貼付後48時間後にパッチテストユニットを除去し，判定は48時間，72時間さらに1週間後に行うが，72時間後判定が最も重要である（図10）．現在パッチテストの判定はInternational Contact Dermatitis Research Group（ICDRG）の判定基準が用いられる（表4）．金属アレルゲン，特にスズ，亜鉛，白金，イリジウムで刺激反応が出現しやすく，判定には注意が必要である（図10）．判定が疑わしい場合には再検査を行う．

文献

1) 神部芳則,出光俊郎.接触アレルギー.全身疾患関連の口腔粘膜病変アトラス(草間幹夫監修).医療文化社,2011;86-87.
2) 猪又直子.口腔アレルギー.*J Environ Dermatol Cutan Allergol*. 2010;**4**:125-136.
3) 関東裕美.接触口唇炎.*MB Derma*. 2014;**219**:1-7.
4) 生野麻美子.歯科従事者のメタクリルレジンアレルギー.アレルギーの臨床.2012;**32**:1349-1353.
5) 西澤 綾.口腔アレルギー疾患としての粘膜苔癬.皮膚アレルギーフロンティア.2014;**12**:145-149.
6) 西 和歌子.香粧品パッチテスト2011年のまとめ.*J Environ Dermatol Cutan Allergol*. 2014;**8**:255-263.
7) 木嶋晶子.歯根管治療剤に含まれるホルムアルデヒドによる即時型アレルギー.*Visual Dermtol*. 2011;**10**:1188-1189.
8) 矢上晶子,松永佳世子.金属アレルゲンを用いたパッチテストの実際と留意点.アレルギーの臨床.2012;32:1359-1364.

Check Point 17

薬物

はじめに

　社会の超高齢化に伴い，何らかの薬物療法を受けている患者が増加している．薬物は口腔粘膜あるいは口腔機能に対してさまざまな影響を及ぼすことが知られている．その主なものは口腔乾燥症，味覚異常，口腔粘膜潰瘍，粘膜の色素沈着，歯肉増殖などであるが，その他にも血管浮腫，口唇炎，口臭，顔面痛などがあげられる．
　このなかで，薬物による口腔粘膜潰瘍について解説する．

薬物性口腔粘膜潰瘍

1）薬物

　口腔粘膜に潰瘍を生じる主な薬物を**表 1**に示す．このように，多くの種類の薬物が口腔粘膜に潰瘍を形成する可能性がある．

表1 口腔粘膜に潰瘍を生じる主な薬物

抗菌薬（Antibiotics）	胃潰瘍治療薬（Gastric ulcer treatments）
抗コリン作動性気管支拡張剤（Anticholinergic bronchodilators）	血糖降下薬（Hypoglycemic agents）
降圧薬（Anti-hypertensive）	免疫抑制剤（Immnunosuppressants）
抗レトロウイルス薬（Antiretrovirals）	インターフェロン製剤（Interferons）
抗リウマチ薬（Anti-rheumatic drugs）	NSAIDs（NSAIDs）
消毒薬（Anti-septics）	血小板凝集阻害剤（Platelet aggregation inhibitors）
ビスフォスフォネート製剤（Bisphosphonate）	カリウムチャンネル活性剤（Potassium-channel activators）
β遮断薬（β-Blockers）	プロテアーゼ阻害剤（Protease inhibitors）
副腎皮質ホルモン（Corticosteroids）	血管拡張薬（Vasodilators）

2）症状

薬物による口腔粘膜潰瘍は臨床的に3つのタイプに分類される．

1つめは，がん化学療法に際してみられる広範囲にびらん，潰瘍を形成する粘膜炎である．

2つめは，固定薬疹タイプの限局した潰瘍を形成する場合である．一般に潰瘍は通常のアフタよりは大きく，比較的平坦できれいな潰瘍面を示す．潰瘍周囲の粘膜はわずかに隆起することが多いものの，硬結を触知することはない．したがって，臨床的には外傷性の潰瘍，あるいは褥瘡性潰瘍との鑑別が必要になる．また，ニコランジルなどでは多発性にアフタ様の小潰瘍を生じることがある．

3つめのタイプは苔癬型薬疹である．口腔扁平苔癬に類似した網状白斑を呈したり，白斑の周囲に紅斑とびらんが混在した病変を形成する．苔癬型薬疹を生じる薬物を**表2**に示した．このように非常に多くの薬物が報告されている．その他，重症型薬疹としてスティーヴンス・ジョンソン症候群や中毒性表皮壊死症などの疾患が，まれに生じる．

3）診断ならびに治療

以下に固定薬疹タイプの限局した潰瘍について説明する．

比較的大きな潰瘍を形成するが，ステロイド軟膏は薬物性潰瘍には効果はない．したがって，ステロイド軟膏を使用して1～2週間で全く改善しない場合で，悪性腫瘍が考えにくい場合は，患者が内服している薬物を確認する．このように，臨床的特徴と内服薬の確認から薬物によるものかを推察する．薬物が原因として考えられる場合，主治医に対して薬物の変更や減量について対診する．一般的に薬物の中止や減量によって1～2週間で潰瘍は改善する．本当にその薬物が原因であるかを明確にするためには，再度同一の薬を投与する必要があるが，再投与によるリスクや倫理的問題もあり，必ずしも推奨されてはいない．

発症の機序については，個人の免疫，アレルギー反応によるところが大きいと考えられ，病変部に存在するCD8陽性Tリンパ球が原因薬物によって活性化され，ケラチノサイトを傷害すると考えられている．通常のH-E染色による病理組織検査では慢性炎症の像であり，確定は困難である．

表2 苔癬型薬疹を生じる薬物

抗マラリア薬（Anti-malarials）	NSAIDs（NSAIDs）
降圧薬（Anti-hypertensive）	メソトレキセート（Methotrexate）
利尿剤（Diuretics）	金製剤（Gold salts）
血糖降下薬（Hypoglycemic agents）	重金属（Heavy metals）
ペニシラミン（Penicillamine）	

Check Point 17

症例供覧

患者 76歳，女性
経過

　既往歴は関節リウマチ，高血圧，糖尿病があり，関節リウマチの疼痛に対してインドメタシン（75mg/日）を内服中であった．

　左側舌縁部に20×14mm，潰瘍底は平坦で周囲はわずかに膨隆する潰瘍性病変を認めた．ステロイド軟膏を塗布したが症状の改善を認めないため，処方医へ対診しインドメタシンの内服を中止したところ，2週間で潰瘍は上皮化した．

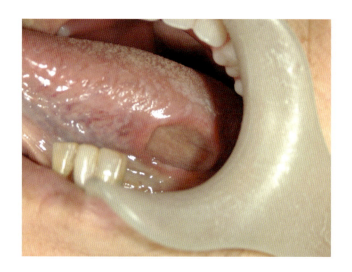

患者 71歳，男性
経過

　既往歴は関節リウマチ，高血圧，前立腺肥大症，心血管疾患があり，関節リウマチに対してメソトレキセート（MTX）を8mg/週で内服中であった．

　左口底部に22×18mm，潰瘍底は平坦で周囲はわずかに膨隆する潰瘍性病変を認めた．処方医へ対診しMTXを2mg/週へ減量したところ，潰瘍は速やかに上皮化した．

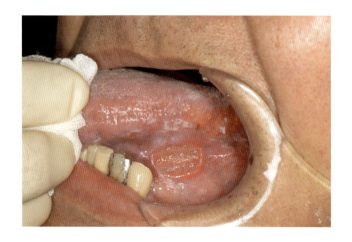

患者 77歳，男性
経過

既往歴に狭心症，心房細動があり，数種類の薬剤にて加療中．

内服薬をニコランジルに変更後より，両側頬粘膜と両側舌縁部に多発性潰瘍を認めるようになった．これらの潰瘍は偽膜に覆われており，薬物性口腔粘膜潰瘍の特徴的な形態を示さなかった．処方医へ対診しニコランジルを他薬物へ変更後，2週間で潰瘍は上皮化を認めた．

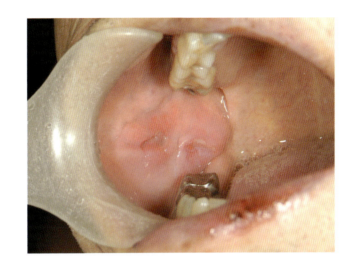

患者 77歳，女性
経過

既往歴の2型糖尿病に対して1年半前からDPP-4阻害薬で加療中．

10×7mmの潰瘍を下顎唇側歯肉に認めたため，ステロイド軟膏を塗布したものの症状の改善を認めず，切除術を施行した．しかし，3週間後に潰瘍が再発したため処方医へ対診し，DPP-4阻害薬を変更したところ16日で上皮化を認めた．

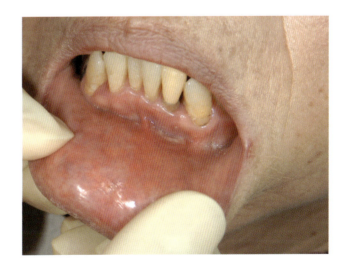

Check Point 17

患者 71歳, 女性
経過

既往歴に関節リウマチがあり, 3年間メソトレキセート (MTX) を 8mg/週で内服中.

両側頬粘膜に網状白斑を認めたため, 3カ月間のステロイド軟膏塗布を行ったが, 症状の改善を認めなかった. MTX を 4mg/週へ減量したところ, 速やかに上皮化傾向を認め, 休薬後1カ月で完全に上皮化した. 関節リウマチのコントロール不良のため MTX を再開したところ, 2週間で網状白斑の再発を認めた.

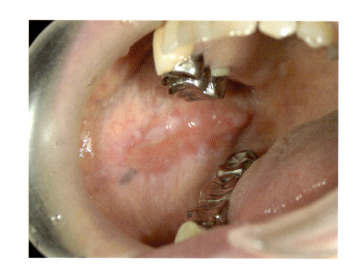

患者 82歳, 女性
経過

骨粗鬆症に対して5年間, アレンドロネートを内服中.

下唇・軟口蓋・上下顎歯肉に広範囲にわたる粘膜炎を認めた. これらの潰瘍は偽膜に覆われており, 薬物性口腔粘膜潰瘍の特徴的な形態を示さず, 自己免疫性水疱症を疑ったが, 血液検査で否定された. 処方医へ対診しアレンドロネートを休薬したところ, 1週間で上皮化を認めた. 患者はアレンドロネートを口腔内で溶かして飲んでいた.

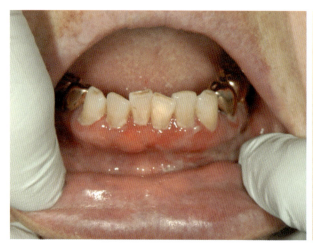
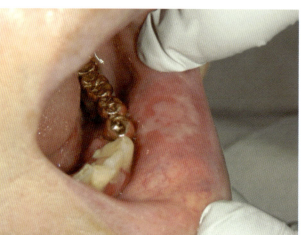

第 IV 章

口腔粘膜疾患の患者に対する口腔ケア

Check Point 18

口腔粘膜疾患に対する口腔ケア

はじめに

　口腔ケアは単に齲蝕や歯周病などの口腔疾患の予防のみならず，口腔機能の維持や改善を通して患者のQOLの維持・向上に関わる重要な処置である．

　口腔粘膜に粘膜炎やびらん，潰瘍性病変を生じると，接触痛のため通常の歯ブラシは困難になる．そのため，口腔内は不潔になり，また食事摂取などにも影響し，患者のQOLの低下をきたす．さらに口腔内の清掃状態が不良になると，非特異的な炎症反応を誘発し，粘膜病変が悪化したり，症状が修飾され診断に影響を与えることがある．したがって，患者の口腔内の症状に適した口腔清掃の方法を指導あるいは実施しなければならない（図1）．

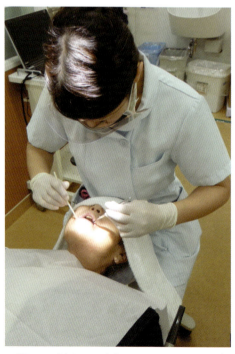

図1　口腔ケアの実施

症例1

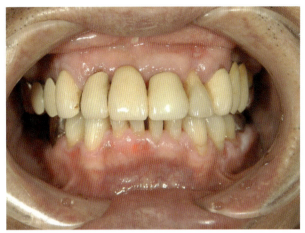
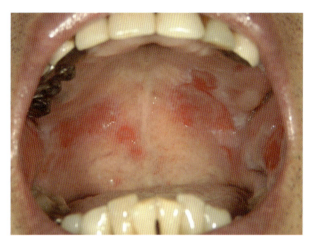
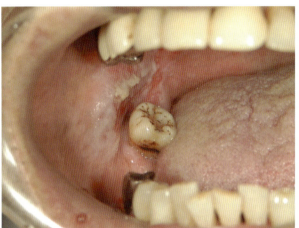
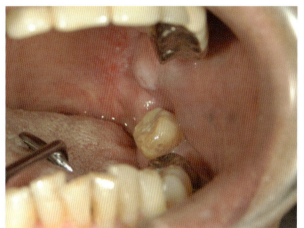

1-1〜1-4 初診時口腔内写真

患者 71歳，男性

診断名 尋常性天疱瘡（粘膜皮膚型）

口腔内所見：両側頬粘膜，口蓋，上下顎歯肉にびらんを認め，ニコルスキー現象が陽性であった．また，上下唇粘膜に辺縁不整で広範囲なびらんが散在し，下唇には血痂が付着していた

歯周組織検査所見：概ね3〜4mm程度の歯周ポケットであったが，両側下顎臼歯部は5〜6mm，|6 は8mmの深い歯周ポケットを認めた

X線所見：パノラマX線写真で全顎的に軽度の水平性歯槽骨吸収像を認めた．また，|6 に垂直性歯槽骨吸収像を認めた．歯性感染病巣となる根尖病巣などは認められなかった

処置および経過

口腔粘膜症状，血液検査と生検の結果から尋常性天疱瘡（粘膜皮膚型）と診断した．

Check Point 18

　治療として予想されるステロイド治療に備え，口腔内のスクリーニングを行った．$\overline{|6}$はパノラマX線写真で垂直性歯槽骨吸収像を認め，歯周組織検査では8mmの深い歯周ポケット，2度の動揺度を認めた．感染巣になる可能性が考えられたため，患者の同意を得て抜歯を施行した．

　治療は当院皮膚科に入院のうえ，大量ステロイド療法が行われた．ステロイドはプレドニゾロン（PSL）60mg/dayから開始した．併用薬として，セフゾン®，ネキシウム®，バクタ®，フロリードゲル®，マダラックス®，シクロスポリン®，サムチレーム®，アクトネル®，イムラン®を使用した．口腔内のびらんには口腔粘膜用ステロイド含有軟膏（デキサルチン口腔用軟膏®），ステロイド噴霧薬（サルコート®）を用いた．また，口腔粘膜の疼痛に対しては2%塩酸リドカイン入りアズノールうがい液®を用いた含嗽を行った．

　口腔清掃については，口腔内のびらんが顕著で接触痛が著しく，またニコルスキー現象が陽性で患者自身による通常のブラッシングは水疱形成を惹起させる可能性があるため，治療前は乾綿球または生食綿球による清拭と頻回な含嗽・保湿によるケアを主体に行った．また，口腔ケアを行う前には2%塩酸リドカイン入りアズノールうがい液®での含嗽やキシロカインゼリー®を塗布することにより，局所の疼痛コントロールを行った．

　ステロイドの全身投与を開始してから約1週間で疼痛が減少したため，ブラッシング指導（TBI），PTC，PMTCなどの歯周基本治療を施行した．TBIでは出血や接触痛を回避するため，軟毛歯ブラシやワンタフトブラシの補助用具を用いて，辺縁歯肉に触れないよう，一歯ずつ丁寧に磨くよう指導した．

　ステロイドの全身投与を開始してからは自覚症状の改善はみられたが，上皮化が遷延し難治性であったため，ステロイド量を減量し，50mg/dayを維持量として，ステロイド投与を継続するとともに免疫抑制剤の併用，免疫グロブリン大量投与，血漿交換療法が行われた．特に$\overline{8|8}$部周囲の頬粘膜から歯肉にかけて上皮化が遷延し，清掃状態もきわめて不良であったため，手鏡により口腔内をチェックしながらワンタフトブラシで清掃するよう指導した．

　ステロイドの大量投与が長期間行われたため，サイトメガロウイルス感染による皮膚粘膜病変が認められた．また，急性偽膜性カンジダ症による白苔の形成を認めた．この時点で一時清掃状態は不良になったが，抗真菌薬を用いながら定期的に専門的口腔ケアを継続した．内容としては歯周基本治療に加えて，炭酸水素ナトリウム溶液とスポンジブラシを用いての粘膜の清拭や頻回な含嗽指導，ヒノキチオール配合の保湿剤（リフレケア®H）の塗布を指導した．

　約半年後にはびらんの縮小とともに口腔清掃状態は改善した．治療開始1年後では15mg/dayで維持されているが，口腔内に異常はなく，通常のブラッシングで経過観察中である．

症例2

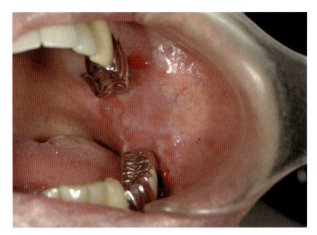

2-1　初診時口腔内写真

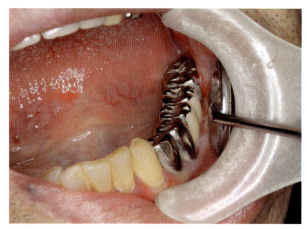

2-2　プラーク付着状態

患者　72歳，男性

診断名　**口腔扁平苔癬（びらん型）**

　口腔内所見：左側頬粘膜に網状白斑がみられ，一部に発赤，びらんが認められた．また，左側頬粘膜のびらんに連続するように ④56⑦ のブリッジの辺縁歯肉にもびらんが認められた．

　歯周組織検査所見：全顎的に4〜5mmの歯周ポケットを認めた．下顎左側臼歯部は7mm以上の歯周ポケットを認め，BOPが認められた

　X線所見：パノラマX線写真で全顎的に軽度の水平性歯槽骨吸収像を認めた

処置および経過

　口腔扁平苔癬（びらん型）の確定診断がされていたため，初診時よりデキサルチン口腔用軟膏®，アズノールうがい液®4%を処方し，頻回な含嗽と軟膏の塗布で経過観察を行っていた．口腔内の疼痛の自覚症状は改善したものの，粘膜の状態は改善せず，口腔清掃状態も非常に不良であった．特に ④56⑦ のブリッジ部分は口腔前庭が非常に狭く，通常の歯ブラシでは清掃不可能であったため，プラークが多量に付着し，びらんおよびその周囲の発赤と歯周病が混在している状態であった．

　歯科衛生士による初回の介入より，歯周病に対してPTC，PMTCを含めた歯周基本治療を施行した．また，びらんの部位や粘膜の状態に応じたセルフケア用具の選択やブラッシング指導（TBI）も継続的に行った．歯ブラシはBUTLER＃03S®を使用した．BUTLER＃03S®は通常の歯ブラシよりも毛先が細く，2.5mmの超薄型ヘッドのため，口腔前庭が狭い部位の清掃も可能であった．それに加えてインプロUS®を用いて歯間

Check Point 18

乳頭部やポンティック部を清掃するよう指導した．TBIでは染め出し液を用いて視覚的にアプローチを行い，患者のモチベーションを保つよう指導した．

　口腔粘膜疾患を有する患者に対し，適切にその粘膜の状態を把握し，粘膜の状態に合わせた口腔ケアを行うことは，口腔粘膜疾患の診断，治療管理を行っていくうえでの基本的事項である．

第Ⅴ章

まとめ

口腔粘膜疾患に対する基本的治療の再確認

神部芳則

　歯科大学あるいは歯学部では，口腔粘膜疾患は従来から口腔外科学のなかの1項目として教育されてきた．したがって，診療に関わるのも主に口腔外科医であり，特に開業医の先生にとって，口腔疾患のなかでも口腔粘膜疾患は何となく特殊な疾患というイメージが強いかもしれない．

　近年，口腔ケアの重要性が広く認識されるようになり，齲蝕や歯周病の診断に加え，口腔内全体をよく診察することが求められている．特に，高齢者，要介護者，周術期の患者では口腔粘膜の詳細な観察が必要となる．また，口腔がん検診など，がんを含めて口腔粘膜疾患を対象にした活動も活発に行われるようになっている．

　したがって，第一線で診療している一般開業医の先生こそが，口腔粘膜疾患をみつけ出す機会が最も多いと考えられる．

診断について

　症状をよく観察し，その病変が炎症性病変，角化性病変，腫瘍性病変，萎縮性病変，感染症，色素異常などいずれのタイプのものかを判断する．病変と歯の鋭縁部，咬合状態，クラウン，ブリッジ，義歯などの補綴物との関係は，歯科医師にとって重要な診査項目である．そして，その病変が局所的なものか，全身疾患の部分症，初発症状の可能性の有無も考慮する必要がある．

　全身疾患との関連や，腫瘍性病変，なかでも悪性腫瘍が疑われる場合は，ただちに病院歯科や大学病院口腔外科に紹介する．特に，悪性が疑われる病変の生検，細胞診も，原則として治療可能な施設の口腔外科医のもとで行われるべきである．

　その他の病変について生検を行う際にも，その病変の最も特徴的な部分を適切に選ぶ必要がある．たとえば口腔扁平苔癬のように，白斑と紅斑，びらんが混在している場合には，必要によって複数の部位を生検することがあるが，いずれにしても生検時は必ず，生検部位を明示した写真を撮っておくべきである．

治療について

　アフタ性病変などの炎症性病変や，比較的軽度のウイルス感染症，真菌感染症につい

てはまず外用薬を用いた治療が行われる．現在，使用されている主な外用薬（軟膏，含嗽）を表1〜4に示す．

　炎症性病変に対して最も一般的に使用されるのがステロイド含有軟膏である．ステロイド含有軟膏は抗炎症作用の強弱によって第Ⅰ群から第Ⅴ群まで分類されているが，口腔に使用されるのは第Ⅲ群から第Ⅴ群の比較的弱いものである．しかしながら，抗炎症作用に加えて，免疫抑制作用，肉芽の形成抑制作用などがあるため，ただ漫然と使うとカンジダ症を誘発したり，たとえば原因を除去しないで褥瘡性潰瘍に長期に使用すると，病態が複雑になる．

表1　ステロイド外用薬

1：0.1％トリアムシノロンアセトニド軟膏（ケナログ口腔用軟膏®）第Ⅳ群
　　適応：慢性剥離性歯肉炎，びらんまたは潰瘍を伴う難治性口内炎，舌炎
2：トリアムシノロンアセトニド付着性錠剤（アフタッチ®，アフタシール®，ワプロンP®）第Ⅳ群
　　錠剤の白色面を病変部に付着させ，薬効成分が溶出する
　　適応：アフタ性口内炎
3：0.1％デキサメタゾン軟膏（デキサルチン口腔用軟膏®，アフタゾロン口腔用軟膏®，デルソン口腔用軟膏®，デキサメタゾン口腔用軟膏®）第Ⅴ群
　　適応：びらんまたは潰瘍を伴う難治性口内炎または舌炎
4：プロピオン酸ベクロメタゾン噴霧薬（サルコート®）第Ⅲ群
　　1カプセル中に50μgの粉末が入っており，専用の噴霧器（パブライザー）で病変部に噴霧する
　　適応：びらんまたは潰瘍を伴う難治性口内炎
5：酢酸ヒドロコルチゾン軟膏（デスパ®コーワ）第Ⅴ群
　　適応：アフタ性口内炎，孤立性アフタ，褥瘡性潰瘍，辺縁性歯周炎

表2　含嗽薬

1：アズレンスルホン酸ナトリウム水和物（アズノールうがい液®）
　　消化性潰瘍治療薬として粘膜の保護修復作用がある
　　適応：口内炎，急性歯肉炎，舌炎，口腔創傷
2：アズレンスルホン酸ナトリウム水和物・炭酸水素ナトリウム配合剤（含嗽用ハチアズレ顆粒®）
　　アズノールの作用と粘液溶解効果．
　　適応：口内炎，急性歯肉炎，舌炎，口腔創傷
3：ポピドンヨード（イソジンガーグル液®）
　　細菌，真菌，ウイルス感染に対する殺菌，殺ウイルス作用がある
　　注意：ミノサイクリンとキレートを形成する．ヨード過敏症には不可
　　適応：口内炎，抜歯創を含む口腔創傷の感染予防，口腔内の消毒
4：ベンゼトニウム塩化物（ネオステリングリーンうがい液®）
　　陽イオン界面活性剤による洗浄作用，芽胞のない細菌，真菌に有効
　　適応：口腔内の消毒，抜歯創の感染予防

表3　抗ウイルス外用薬

1：ビダラビン（アラセナ-A軟膏®）
　1日2〜3回塗布する
　適応：単純ヘルペス，帯状疱疹
2：アシクロビル（ゾビラックス軟膏®）
　1日2〜3回塗布する
　適応：単純ヘルペス
　注意：発症初期に近いほど効果が期待，原則として発症から5日以内に使用する．7日間使用して，改善がない場合はほかの治療に切り替える

表4　抗真菌外用薬

1：ミコナゾールゲル（フロリードゲル®）
　1回2.5〜5gを1日4回，できるだけ口腔内に長く含んだ後に嚥下するか，吐き出す
　適応：口腔カンジダ症，食道カンジダ症
　注意：ワルファリンを投与中の患者，経口血糖降下薬を投与中の患者など．併用禁忌（トリアゾラム，シンバスタチン，リバーロキサバンなど），併用注意（ワルファリン，カルバマゼピン，フェニトイン，シクロスポリンなど）
2：アムホテリシンBシロップ（ファンギゾンシロップ®）
　1回0.5〜1mlを1日2〜4回，できるだけ口腔内に長く含んだあとに嚥下する．あるいは希釈して含嗽薬として使用する
　適応：口腔カンジダ症，食道カンジダ症
　消化管からは吸収されない
3：イトラコナゾール液（イトリゾール®内用液）
　空腹時，1日1回20mlを数秒間口腔内に含み，口腔内に行きわたらせ嚥下する
　適応：口腔咽頭カンジダ症，食道カンジダ症
　注意：併用禁忌（ダビガトラン，リバーロキサバン，トリアゾラムなど），併用注意（デキサメタゾン，シクロスポリン，バイアグラ，ワルファリン，ニフェジピンなど）．2〜3割程度に消化器症状

　噴霧薬であるサルコート®は第Ⅲ群で，一般によく使われるケナログ軟膏®は第Ⅳ群，デキサルチン軟膏®，アフタゾロン軟膏®は第Ⅴ群に分類される．1〜2週間ステロイド含有軟膏を使用して改善のみられないびらん，潰瘍などの炎症性病変は，口腔外科医に紹介するのが適切である．

　含嗽剤は口腔内の洗浄，消毒作用が主な効果と考えられるが，アズレンスルホン酸は粘膜の修復促進作用が期待され，イソジンガーグル液®などポビドンヨードは細菌，真菌，ウイルス感染に対する殺菌，殺ウイルス作用がある．患者の口腔症状や目的に応じて適切に含嗽剤を使用することが大事である．

　ウイルス感染は，臨床的には多発する小水疱が特徴である．口唇に限局した口唇ヘルペスや口腔内でも局所に限局した単純ヘルペスなどは外用療法の適応になる．このよう

なヘルペスの場合は，発症後なるべく早期（原則5日以内）に軟膏を使用する必要がある．しかし，単純ヘルペスでも初感染を疑うような歯肉の病変を含む広範囲な場合や，帯状疱疹を疑う場合は早期に抗ウイルス薬の内服薬を投与する．

　真菌感染では急性偽膜性カンジダ症が多く，臨床的にも診断は比較的容易であるが，確定には真菌培養や顕微鏡検査を行う．紅斑性（萎縮性）カンジダ症や慢性肥厚性カンジダ症では，類似疾患との鑑別が必要になる．ファンギゾンシロップ®（含嗽）やフロリードゲル®を使用するが，効果が不十分な場合や慢性カンジダ症の場合はイトリゾール®用液が有効である．しかし，フロリードゲル®やイトリゾール®内用液を使用する際は，併用薬に十分な注意が必要になる．また，カンジダ症の発症に全身的な要因が疑われる場合は，内科医などとの連携を要する．

　以上のような口腔粘膜疾患に対する基本的な対応で改善をみない場合は，口腔粘膜疾患に習熟した口腔外科医や皮膚科医に対診することが大切である．

皮膚科から歯科への要望とアドバイス

出光俊郎

歯科と皮膚科は，もともと顔面の皮膚，皮下組織，そして口腔粘膜を対象とするために相互に関連性のある診療科である．顔面の炎症や腫瘍では，歯原性疾患も必ず鑑別疾患にあげられる．歯科は歯鏡（デンタルミラー）をはじめ，詳細に口腔粘膜を観察する器具をもっているが，皮膚科でこれらを使用することは例外的であり，診察（診査）の仕方も教わったことはない．正直なところ，皮膚科では粘膜を詳細に観察できるスキルをもった医師は少ない．頬粘膜のフォアダイス状態をコプリック斑と誤診したり，舌扁桃や口蓋の骨増生をみて，ただならぬ腫瘍と驚いたりすることがある．

しかしながら，皮膚科医は皮膚をみることには精通しており，扁平苔癬や膠原病など皮膚の細かい所見はダーモスコピーという拡大鏡で判断できる．つまり，皮膚の観察から口腔病変の診断をサポートできる場合もある．

こうした背景をもとに，いくつか皮膚科から歯科へのアドバイスや感想について書いてみたい．

基本的用語について

皮膚科医にとって，歯科で頻用される「診査」は聞き慣れない用語であり，また，上唇（上口唇），下唇（下口唇），歯槽骨（顎骨）などという解剖学的用語にも親しみがない．したがって，意見交換をするときにお互いの用語を尊重しつつ，コミュニケーションをとる必要がある．

診断名や発疹用語について

多くの皮膚科医にとって，なじみの薄い病名は「膿原性肉芽腫」であり，これはおそらくgranuloma pyogenicumの邦訳と思われる．皮膚科領域では感染とは関係が薄いために，血管拡張性肉芽腫と呼称されることが多いが，化膿性肉芽腫といわれることもある．また，「血瘤腫」は耳鼻科でも使用する用語である．本書でも，血疱（水疱内出血）を指していたので，歯科領域では血疱を血瘤腫というのだろうか．皮膚でいう皮下出血で隆起している場合も，血瘤腫というのかもしれない．

元来，口腔粘膜において発疹学の定義は皮膚科のものを当てはめたものであるが，細

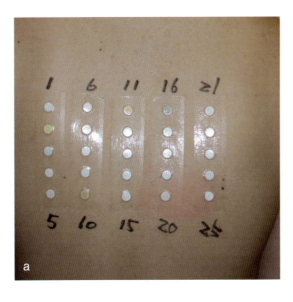 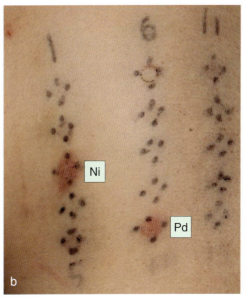

図1 a:パッチテスト金属シリーズ．b:歯科医院から金属パッチテスト目的に紹介された．48時間後判定ではニッケル（Ni）とパラジウム（Pd）に明らかな陽性反応がみられる

かい漿液性丘疹や痒疹丘疹は口腔粘膜にもあるのかなど，発疹学の問題についても今後，歯科医と皮膚科医が共同して解決していくべき問題と考える．

アレルギーについて

　歯科からパッチテストを依頼されることが多い（図1）．最近，金属アレルゲンのパッチテストも市販のパッチテストテープ（パッチテストパネル：佐藤製薬）があるので貼付は簡単であるが，判定は慣れていないと信頼性に欠ける．まずは，48時間ではがして，30分置いてから判定を行う．翌日に72時間判定を行い，さらに貼付から1週間後にも評価を行う．Ni，Coなどはかなり強い炎症反応が出るが，時間を置いて明瞭になってくる金属アレルゲンも多く存在する．夏など汗ばむ季節には偽陽性反応が多い．また，刺激反応もしばしばみられるので判定には習熟が必要である[1]．歯科医がパッチテストを行うのであれば，判定についても十分なトレーニング，皮膚科専門医との情報交換が望まれる．

　歯科麻酔アレルギーの検査も皮膚科に依頼される．歯科での局所麻酔における真のアレルギー反応は，まれといわれている．一般にリドカイン麻酔のアレルギーは添加物メチルパラベンによることがほとんどである．しかし実際，プリックテストや皮内テストをしても，陽性とはならないことが多い．紹介される患者さんのなかには，明らかにアレルギーというよりも恐怖感など心因性反応と思われる症例も少なくないので，ある程度，問診でスクリーニングをかけていただければ幸いである．

　抗菌薬でアレルギー歴があるのでテストをしてほしい，大丈夫な薬剤を教えてほしいという依頼が来るが，ある意味，難しいことがある．基本にかえって，まずは問診を行い，歯科でよく使用されるセフェム系やペニシリン系抗菌薬が被疑薬であれば，マクロライド系，キノロン系を勧めてはみるが，実際には内服テストをしてみないとわからな

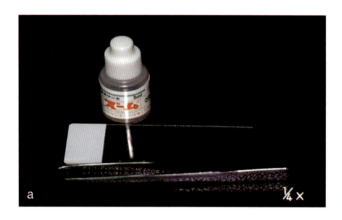
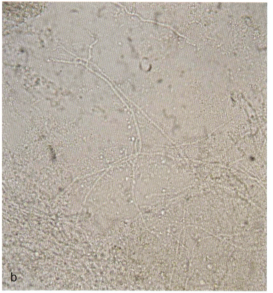

図2　a：苛性カリ（KOH）直接鏡検法セット．b：カンジダの豊富な胞子と仮性菌糸

口腔カンジダ症について

　歯科医は真菌培養のみでカンジダ症と確定診断するが，口腔内には Candida が常在菌として存在しているので，培養陽性のみでは診断に不十分である．必ず，KOH 直接鏡検法で，胞子型以外に仮性菌糸を確認する必要がある．仮性菌糸はカンジダが病原性を発揮している証明である(図2)．本症ではカンジダの仮性菌糸が無数にみられるので，一目でわかる．

口腔灼熱症候群（burning mouth syndrome）について

　舌痛症などうつ病などとの関連の深い口腔の不定愁訴についても，基礎疾患の有無など明らかな器質的疾患の見落としがないように情報を交換することが必要である．近年，医学的に説明困難な口腔症状（medially unexplained oral symptoms）として注目されている領域である．

　ニコチン性白色角化症，薬剤性の歯肉増殖や舌潰瘍などをはじめ，皮膚科医の知らない疾患が沢山ある．内視鏡を当てるような，粘膜ダーモスコピーを口腔内に応用できると，発疹の観察は格段に進歩すると思われる．研究面や臨床において，歯科と皮膚科との連携が重要である点を強調して総括とする．

文献
1) 飯田絵理ほか．自治医科大学附属さいたま医療センターにおけるジャパニーズスタンダードアレルゲンによるパッチテストの成績のまとめ．自治医大紀要．2012；34：41-47.

口腔粘膜に生じる病変を
理解するには

槻木恵一

　歯科医師という名称は，明治時代にアメリカ式歯科医学を基本として命名されている．歯科医師は，「歯」を担当する医師というイメージが定着しているが，近年の口腔と全身の関連の研究の進展は，むしろ歯科医師の名称では担当領域を表現しきれなくなっており，口腔科医というほうがふさわしい時代となってきた．特に口腔がん検診の取り組みは，地域による温度差はあるかもしれないが，隅々にまで広がりをみせており，口腔がんの知識とともに口腔粘膜に生じる病変に対する深い理解が求められる時代となった．

　歯科医師にとって臨床の現場で必要なのは，病変を見抜く「目」であり，本書でも多数の臨床写真を提供し，現場での臨床的なスキルの向上を目指して編集を行った．しかし，「目」を養う基本は，病気のメカニズムを理解してこそ初めて意味あるものとなる．たとえば，腫瘍は理論的に自律的増殖をする病変であり，過形成（増生）は刺激により増殖する病変であるが，この違いは生物学的にきわめて重要であり，その違いの理解は不可欠である．

　特に日常臨床で遭遇するのが，口腔に生じる頻度の高い病変である線維腫である．実は刺激性線維腫と真の線維腫は全く異なるもので，刺激性線維腫は過形成，真の線維腫は腫瘍である．腫瘍の切除が治療法として選択されるが，真の線維腫と刺激性線維腫では，取り残しに対する予後は異なり，真の線維腫のほうが再発しやすい．一方，刺激性線維腫は，何らかの刺激に対する反応であり，その刺激の除去に対する配慮が求められる．刺激性線維腫が再発するとしたら，それは細胞学的なactivityの問題ではなく，刺激の除去が不完全であることに由来する．腫瘍にとっては，刺激は原因でなく修飾因子であり，刺激で腫瘍は発生しない．この2つの病変に対する理論的な理解は，病理学総論で教授されている．線維腫の例は一例であり，病気のメカニズムを理解してこそ，患者さんへ意味ある説明ができる．ぜひ，病気の理解に病理学に戻ることの必要性を感じていただきたいと思う．

腫瘍の理解のポイント

　腫瘍は自律性増殖を示す腫瘤であり，この自律性とは「細胞が勝手に増え，元に戻らないこと」である．ときどき腫瘍が消えたという記事が広告などに載っていることがあるが，病理学的にはありえない．その場合は，最初の診断が腫瘍でなく，たとえば炎症

だったのかもしれないと考えるべきである．この細胞の勝手な振る舞いの程度の強弱で，良性と悪性に分かれる．

一方，口腔粘膜の扁平上皮癌は，正常粘膜→良性腫瘍→悪性腫瘍の経過では基本的に発生しない．正しくは，正常粘膜→上皮性異形成症→悪性腫瘍か，正常粘膜→悪性腫瘍の経過で発生する．良性腫瘍から悪性に移行するのは主に腺系腫瘍での経過である．すなわち，上皮性異形成症は良性腫瘍ではない．上皮性異形成症には，形態的に悪性的な細胞異型が認められるので，白板症や紅板症は切除が必要になる．これらの病変は，臨床的に前癌病変といわれている．

悪性腫瘍は，すべて死の転帰をとると思いこみがちであるが，発生する悪性腫瘍の悪性度の関連や，早期か進行期に治療したかなどの要因が大きい．たとえば，粘表皮癌の高分化型は悪性腫瘍であるが，予後が非常に良い．扁平上皮癌の場合は，リンパ節転移が予後に大きく影響しており，早期発見が重要である．悪性腫瘍にも個性があるので，患者説明に慎重であるべきである．

炎症の理解のポイント

炎症の本質は，生体の防御反応である．炎症は3つのステップからなることを理解する必要がある．これは，組織の損傷による起炎→血管を中心とする循環障害・滲出現象→破壊された組織の修復であり，可逆的反応である．炎症には病理学的な分類があるが，この3つのステップのうちどこが強調されているかで振り分けられている．

特に循環障害・滲出現象は炎症の中心反応で，急激に反応し起炎物質を除去しようとするために，急性炎症は症状が強い．この急性期に起炎物質が除去されれば治癒するが，除去できなければ慢性化する．慢性化は，循環障害・滲出現象が弱く，症状は軽いが，修復機転が発動してきており，慢性化とともに重要なのが不良な肉芽組織の出現である．不良な肉芽組織は，可逆的な反応を阻害するので，機械的な除去を含めて治療が必要で，それにより生体の修復機転を促進させることが重要である．

肉芽腫性炎は，肉芽腫を形成する炎症であるが，炎症反応としては，やや高度な免疫現象が関連し，病変を形成する．特に活性化したマクロファージやリンパ球が重要な役割を果たす．したがって肉芽腫は，生体が除去しにくい菌の感染などで生じることが多い．ちなみに，歯根肉芽腫は，肉芽腫性炎ではなく口腔内の細菌による混合感染により生じる．組織学的には不良な肉芽組織と同様の組織像を示すので，歯根肉芽腫は肉芽腫性炎ではない．

炎症性病変は，腫瘍と異なり単一の病変でなく，いくつかの病的プロセスの複合体であることから，経過によりその病理像が異なる点に注意が必要である．

多くの口腔病変は，炎症か腫瘍である．この理解のために，最後に病理学総論に戻ることにした．臨床的なスキルや診断能力の向上には，日々の研鑽が必要であるが，もう一度病理学の基本を理解して，病気のメカニズムを理解した歯科医師を目指してほしいと思う．

索 引

あ

悪性黒色腫 10,50,63,68,70
悪性腫瘍 88
悪性リンパ腫 79,81,88,98,99
アジソン病 10,43,70,106,110
アトピー性皮膚炎 125,133
アナフィラクトイド紫斑病 97
アフタ 11,17,37,109,118,120,122,148
アフタ性口内炎 36,44,50,55
アマルガム刺青 21
アミロイドーシス 89,98
アルブライト症候群 10
アレルギー 153
アレルギー性口内炎 11
アレルギー性紫斑病 73
萎縮性カンジダ症 10,24,28,151
萎縮性舌炎 27
移植片対宿主病 95,99
苺状歯肉 120
苺舌 79,85,120
ウイルス感染 90,148
ウイルス性口内炎 11
ウェゲナー肉芽腫症 12,32,119
壊死性潰瘍性歯肉炎 50,55
壊死性遊走性紅斑 106
エナメル上皮腫 50,79,81
エプーリス 50,51
オラドローム 15

か

開口部形質細胞症 70,73
外骨症 50,53
外傷 11
外傷性潰瘍 11
潰瘍性大腸炎 11,45,105
外来性色素沈着 50
顎下腺悪性腫瘍 94
顎骨壊死 114
火傷 11
下唇潰瘍 71
下唇粘液嚢胞 74
過敏性腸症候群 45,109
花粉-食物アレルギー症候群 126
カポジ肉腫 63,69
ガマ腫 79,82
顆粒球肉腫 98
顆粒細胞腫 24
川崎病 120
肝炎 105
肝硬変 105,107
含歯性嚢胞 79,81
カンジダ症 20,37,41,50,56,63,67,94,101,105,106,112,120,154
カンジダ性口唇炎 70,77
間質性肺炎 119
関節リウマチ 96,117
義歯性潰瘍 61
義歯性線維腫 63
球状上顎嚢胞 79
急性偽膜性カンジダ症 11,144,151
急性白血病 93,95,98
頬粘膜癌 37
強皮症腎 119
頬部膿腫 48
金属アレルギー 39,43,77,129,133,134
クインケ浮腫 70,77
くすぶり型成人T細胞白血病 102
クッシング症候群 106,110
クモ状血管腫 105
グラヴィッツ腫瘍 91
グルテン過敏症 11
クローン病 11,45,70,77,105,108,133
形質細胞性口唇炎 114
結核 106
結核性舌潰瘍 24
血管腫 24,31,37,47,50,68,70,79,81
血管性浮腫 125
血腫 48
血友病 36,95,96
血瘤腫 63,69
口蓋隆起 63,64
口角炎 105,106,118
口角びらん症 70
口角瘻 78
口腔アレルギー症候群 125,126
口腔癌 10,11
口腔乾燥 10,28,106
口腔結核 11
口腔灼熱症候群 154
口腔真菌症 101
口腔粘膜炎 90
口腔扁平上皮癌 88
口腔扁平苔癬 10,11,19,37,38,63,128,137,145
膠原病 123
溝状舌 24,29
甲状舌管嚢胞 79,83
口唇炎 106,118
口唇癌 70,72
口唇ヘルペス 11,72,75,150
口唇瘻 70,78
後天性血友病 96,117
後天性表皮水疱症 113
紅板症 11,24,37,50,156
紅斑性カンジダ症 10,11,151
紅板白板症 58
黒色色素斑 49,108,110
黒色表皮腫 10,63,69,88

さ

黒毛舌 24,29
骨形成性エプーリス 52
骨腫 63
固定食物疹 132
固定疹 125
固定薬疹 116,131
コプリック斑 120
根尖性歯周炎 77

再生不良性貧血 96
サイトメガロウイルス 93,100,144
再発性アフタ 11,24,70,105
サルコイドーシス 70,77,106,109,133
シェーグレン症候群 10,28,117,118,123
歯科用金属の沈着症 10
色素性母斑 10,37,63,68
色素沈着 21
自己免疫性水疱症 11,45,112,140
歯根肉芽腫 156
歯周炎 50,62
歯性病巣感染 133
歯肉炎 50
歯肉癌 60
歯肉線維腫症 50
歯肉増殖 114
歯肉嚢胞 50
脂肪腫 24,35,37,50,70,75
周期性好中球減少症 45
腫瘍随伴性天疱瘡 12,36,88,91
小唾液腺悪性腫瘍 69
小唾液腺腫瘍 63,65
上皮内癌 24
静脈湖 75
褥瘡性潰瘍 11,24,45,48,50,137
真菌感染 90,148
神経鞘腫 24,32
神経線維腫 37
侵襲性口腔アスペルギルス症 101
尋常性乾癬 117
尋常性天疱瘡 8,11,12,18,68,70,112,114,143
水痘 79,100,121
水疱性類天疱瘡 11
スウィート病 11
スティーヴンス・ジョンソン症候群 116,131,137
正中菱形舌炎 24,29
舌アミロイドーシス 24,31
舌炎 106,118
舌癌 35
接触口唇炎 70,125,128,134
接触粘膜炎 125,128,134
接触皮膚炎 77
舌乳頭萎縮 106
セリアック病 45,105
線維腫 24,30,37,49,50,53,61,70,75

全身型金属アレルギー ………… 125,129
全身性アミロイドーシス ………………… 98
全身性エリテマトーデス
　　　　　　　　　　　　96,117,118,123
全身性強皮症 ………………………… 119
全身性硬化症 ………………………… 119
先天性第Ⅴ因子欠乏症 ………………… 96
腺様嚢胞癌 ……………………………… 63
即時型アレルギー ……………… 125,130,134

た

対称性脂肪腫症 ………………………… 35
帯状疱疹
　　　　　 11,24,50,56,63,66,70,72,100
苔癬型薬疹 ……………… 43,73,114,137
唾液腺腫瘍 ……………………………… 75
多形滲出性紅斑 ………………… 11,37,70
多形腺腫 ……………………………… 63,65
多発性骨髄腫 ……………… 89,92,94,99
単純ヘルペス …………… 50,100,116,121,150
地図状舌 ……………………………… 24,29
中毒性表皮壊死症 …………… 116,131,137
腸性肢端皮膚炎 ……………………… 105
手足口病 ………………… 11,24,70,79,85,122
鉄欠乏性貧血 ……………………………… 12
デルマドローム ………………………… 15
転移性癌 ……………………………… 50,53
天疱瘡 …………… 24,37,46,50,63,123
糖尿病 ………………………………… 106
特発性血小板減少性紫斑病 ……… 95,97
トレポネーマ感染 ……………………… 122

な

肉芽腫 ………………………………… 32,108
肉芽腫性エプーリス …………………… 52
肉芽腫性炎 …………………………… 156
肉芽腫性口唇炎 ………… 70,76,105,125
ニコチン性角化症 …………… 10,50,63,68
乳頭腫 ………………… 10,24,50,63,69,70
妊娠性エプーリス ……………………… 52
粘液嚢胞 ……………………… 8,24,31,37,70
粘表皮癌 ………………………… 63,69,156
粘膜炎 ……………………………… 92,137
粘膜水腫 ……………………………… 106
粘膜類天疱瘡 ……………… 11,55,56,113
膿原性肉芽腫
　　　　　　　 24,32,50,53,62,63,65,152
膿疱性乾癬 …………………………… 117
膿疱性皮疹 …………………………… 120

は

敗血症 ………………………………… 121
肺動脈性肺高血圧症 ………………… 119
梅毒 ……………………………… 11,70,122
梅毒疹 ………………………………… 24,35
白色海綿状母斑 ………………… 8,10,43
白色水腫 ………………………………… 43

白板症 ………… 10,19,24,25,34,35,37,
40,42,50,57,58,63,68,70,72,156
剥離性歯肉炎 ……………………… 50,55
播種性血管内凝固症候群 ……………… 96
白血病 ………………………… 11,12,96,98,99
白血病性歯肉炎 ……………………… 55,98
瘢痕性類天疱瘡 ……………………… 113
ハンター舌炎 ………………… 10,28,99
ビスフォスフォネートによる顎骨壊死
　　　　　　　　　　　　　 94,114,123
ビタミン欠乏症 ………………………… 10
ヒト免疫不全ウイルス感染症 ………… 122
皮膚T細胞リンパ腫 ………………… 102
皮膚筋炎 ……………………………… 119
非ホジキンリンパ腫 …………………… 93
日和見感染症 …………………………… 95
風疹 ……………………………… 79,122
フォーダイス斑 ……………………… 37,40
フォルシュハイマー斑 ……………… 122
フォン・ヴィレブランド病 ……………… 96
フォン・レックリングハウゼン病 … 10,37
ブランダン・ヌーン囊胞 …………… 79,86
プランマー・ビンソン症候群 ……… 10,99
平滑舌 ………………………………… 24,27
ベーチェット病 ……………… 11,17,45,70,118
ヘモクロマトーシス ………………… 105
ペラグラ ……………………………… 105
ヘルパンギーナ …………………… 11,79,122
ヘルペス性口唇炎 ……………………… 70
ヘルペス性口内炎 …… 24,36,37,46,63,79
ヘルペス性歯肉口内炎 … 11,100,101,121
扁平上皮癌 ……… 17,24,26,40,42,45,50,
59,61～63,65,92,156
扁平苔癬 …………… 24,26,33,40,42,50,54,
59,67,70,72,105,107,114,128
扁平苔癬様病変 ……………… 125,128
ポイツ・ジェガーズ症候群
　　　　　　　　　 10,37,70,105,108
放射線性口腔粘膜炎 …………………… 11
放射線性組織壊死 ……………………… 11
萌出囊胞 ……………………………… 79,80
ポートリエ微小膿瘍 ………………… 102
母斑 ……………………………………… 49

ま

麻疹 …………………………… 11,79,86,122
慢性GVHD ………………………… 39,100
慢性外傷性上皮肥厚 …………………… 10
慢性カンジダ症 ………………………… 34
慢性歯周炎 ……………………………… 77
慢性肥厚性カンジダ症 ……… 10,24,26,151
無フィブリノーゲン血症 ……………… 96
メーラー・ハンター舌炎 ……………… 10
メラニン色素沈着 …………………… 10,50
メルカーソン・ローゼンタール症候群
　　　　　　　　　　　　　　　　 77
毛状白板症 …………………… 36,122,123

や

薬剤性過敏症症候群 ………………… 131
薬剤性歯肉増殖症 …………………… 50,52
薬疹 …………………………………… 125
薬物性口腔粘膜炎 ………………… 11,63,69
薬物性口腔粘膜潰瘍 …… 45,136,139,140
薬物性組織壊死 ………………………… 11
有棘細胞癌 …………………………… 114
疣贅型黄色腫 ………………………… 50,62
溶連菌感染症 ………………………… 85,120

ら

ラテックス-フルーツ症候群 ………… 126
ラムゼイ・ハント症候群 ……………… 67
リガ・フェーデ病 ……………………… 79,84
リンパ管腫 ………… 24,31,37,48,70,79,86
リンパ腫 ………………………………… 11
類天疱瘡 ………… 18,24,37,46,50,63,67,113
類皮嚢胞 ……………………………… 79,83
類表皮嚢胞 …………………………… 79,83
レジンアレルギー ………… 125,128,134

A

C型肝炎 …………………………… 107,114
DIC …………………………………… 96
GVHD …………………………… 43,95,99
HIV ………………………… 36,69,101,122
IgA血管炎 ……………………………… 97
ITP ……………………………………… 97
MMAによる口内炎 ………………… 128
orofacial granulomatosis ……………… 56
SJS ………………………………… 116,131
SLE ……………………………… 11,12,118
TEN ……………………………… 116,131

臨床家のための
口腔粘膜疾患 Check Point　　　ISBN978-4-263-46123-5
2016年4月20日　第1版第1刷発行
2019年6月25日　第1版第3刷発行

　　　　　　　編集代表　神　部　芳　則
　　　　　　　発行者　　白　石　泰　夫
　　　　　　　発行所　医歯薬出版株式会社

〒113-8612 東京都文京区本駒込1-7-10
TEL.（03）5395-7634（編集）・7630（販売）
FAX.（03）5395-7639（編集）・7633（販売）
https://www.ishiyaku.co.jp/
郵便振替番号　00190-5-13816

乱丁,落丁の際はお取り替えいたします　　　印刷・三報社印刷／製本・皆川製本所
Ⓒ Ishiyaku Publishers, Inc., 2016. Printed in Japan

本書の複製権・翻訳権・翻案権・上映権・譲渡権・貸与権・公衆送信権（送信可能化権を含む）・口述権は，医歯薬出版（株）が保有します.
本書を無断で複製する行為（コピー，スキャン，デジタルデータ化など）は，「私的使用のための複製」などの著作権法上の限られた例外を除き禁じられています．また私的使用に該当する場合であっても，請負業者等の第三者に依頼し上記の行為を行うことは違法となります．

JCOPY ＜出版者著作権管理機構　委託出版物＞
本書をコピーやスキャン等により複製される場合は,そのつど事前に出版者著作権管理機構（電話03-5244-5088,FAX 03-5244-5089,e-mail:info@jcopy.or.jp）の許諾を得てください．